国家卫生健康委员会"十四五"规划教材

全国中等卫生职业教育配套教材

供护理专业用

药物学基础
学习指导

主　编　符秀华　张　庆

副主编　高艳丽　覃　琳　潘建萍

编　者（以姓氏笔画为序）

刘　倩（重庆市医药卫生学校）　　　高艳丽（郑州卫生健康职业学院）

李　超（浙江省海宁卫生学校）　　　符秀华（安徽省淮南卫生学校）

杨飞雪（安徽省淮北卫生学校）　　　覃　琳（广西科技大学附属卫生学校）

张　庆（济南护理职业学院）　　　　潘建萍（赣南卫生健康职业学院）

邵素倩（温州护士学校）　　　　　　魏　睿（晋中市卫生学校）

姚勇志（桂东卫生学校）

人民卫生出版社

·北京·

版权所有，侵权必究！

图书在版编目（CIP）数据

药物学基础学习指导 / 符秀华, 张庆主编. —北京：
人民卫生出版社, 2023.8（2024.8重印）
ISBN 978-7-117-35140-9

Ⅰ. ①药… Ⅱ. ①符… ②张… Ⅲ. ①药物学－医学
院校－教学参考资料 Ⅳ. ①R9

中国国家版本馆 CIP 数据核字（2023）第 147553 号

人卫智网	www.ipmph.com	医学教育、学术、考试、健康，购书智慧智能综合服务平台
人卫官网	www.pmph.com	人卫官方资讯发布平台

药物学基础学习指导
Yaowuxue Jichu Xuexi Zhidao

主　　编：符秀华　张　庆
出版发行：人民卫生出版社（中继线 010-59780011）
地　　址：北京市朝阳区潘家园南里 19 号
邮　　编：100021
E - mail：pmph @ pmph.com
购书热线：010-59787592　010-59787584　010-65264830
印　　刷：北京印刷集团有限责任公司
经　　销：新华书店
开　　本：787×1092　1/16　　印张：15
字　　数：276 千字
版　　次：2023 年 8 月第 1 版
印　　次：2024 年 8 月第 6 次印刷
标准书号：ISBN 978-7-117-35140-9
定　　价：45.00 元

打击盗版举报电话：010-59787491　E-mail：WQ @ pmph.com
质量问题联系电话：010-59787234　E-mail：zhiliang @ pmph.com
数字融合服务电话：4001118166　E-mail：zengzhi @ pmph.com

前　　言

　　本配套教材根据国家卫生健康委员会"十四五"规划教材《药物学基础》(第4版)编写,对接最新护士执业资格考试大纲,紧紧围绕落实立德树人的根本任务,突出育人宗旨、就业导向,强调德技并修、育训并举、知行合一,注重中高职衔接、立体建设,配合主教材使用,帮助学生更好地复习和巩固重点知识。

　　本配套教材主要包括知识要点、难点解析、巩固提高、综合练习和参考答案等模块。"知识要点"以最新教学标准为指导,以护士执业资格考试大纲为依据,对每一个项目的重点内容及难点问题进行归纳、总结和提炼,重点突出药物的"基本理论、基本知识、基本技能",以利于学生全面、系统地掌握合理用药知识,学会用药技能,养成科学的用药思维和护理职业精神。"难点解析"针对教材难点内容,根据学生成长规律和学习特点,通过深入分析或使用图表等形式,突破难点,提高学生分析问题、解决问题的能力。"巩固提高"根据课程内容,结合临床,对接护理技能大赛、学历证书+若干职业技能等级证书(简称1+X证书),融入新知识、新技能、新规范及课程思政等,以案例分析形式,拓展知识。"综合练习"和"参考答案"依据药物学基础课程特点设置,包括选择题、判断题、填空题、名词解释及简答题5种题型,题量充足,重点突出。为了便于学生进行护士执业资格考试复习,选择题的题型与护士执业资格考试题型一致,包括A1型题(最佳单选题)、A2型题(病例摘要型最佳选择题)、A3型题(病例组型最佳选择题)、A4型题(病例串型最佳选择题),习题内容与护士执业资格考试考点接轨,突出对考试的指导作用,使学生能灵活运用所学知识。

　　本配套教材作为药物学基础课程的配套用书,在内容及编排上尽量与主教材同步,具有辅助教师教学和帮助学生课前、课中、课后学习的功能,推进"线上线下混合式教学"。教师在使用时,可根据教学进度,布置学生课前自主学习;教学后,学生可根据"知识要点"查漏补缺、巩固提高、加深记忆;教师可指导学生完成配套教材中的综合练习,启发学生思维,提高学生分析问题、解决问题的综合能力。本配套教材适用于职业教育医药卫生类专业学生同步学习,也可作为毕业生护士执业资格考试的辅导资料。

本配套教材在编写过程中，编者们付出了辛勤的劳动，在此向编者们致以谢意。虽然全体编者以高度负责的态度对书稿内容反复推敲、严格把关，但难免还存在疏漏之处。若师生们在使用过程中发现不足之处，恳请提出宝贵意见和建议，以便及时勘误完善。

符秀华　张　庆

2023 年 6 月

目　录

项目一 | 药物学与用药护理基础

知识要点

知识点	学习提示
药物	作用于机体,调节、影响其形态结构、生理功能、代谢水平、遗传过程,具有诊断、防治疾病等用途的化学物质
药效学	研究药物对机体作用规律及其机制的科学
药动学	研究机体对药物的处置过程及血药浓度随时间而变化的规律的科学
处方药	必须凭执业医师或执业助理医师处方才可调剂、购买和使用的药物
非处方药	不需要凭执业医师或执业助理医师处方即可自行判断、购买和使用的药物
药物的基本作用	兴奋作用与抑制作用
药物作用的类型	局部作用与吸收作用、直接作用与间接作用、选择作用
药物的两重性	防治作用和不良反应
不良反应	副作用、毒性反应、变态反应、后遗效应、继发反应、停药反应、特异质反应、药物依赖性等
治疗指数	半数致死量(50% median lethal dose, LD_{50})与半数有效量(50% effective dose, ED_{50})的比值。一般情况下,治疗指数越大,药物的安全性越大
受体激动剂	与受体既有亲和力又有内在活性的药物
受体拮抗剂	与受体有较强的亲和力而无内在活性的药物
受体调节	体内受体的数量、亲和力、效应力,可受药物、生理、病理等因素的影响而发生变化,称为受体调节。受体调节包括向下调节(受体脱敏)和向上调节(受体增敏)
药物的体内过程	吸收、分布、生物转化和排泄
首过消除	药物经胃肠道吸收后未达全身循环之前,在肝脏中被药物代谢酶代谢的现象
药物代谢酶(简称药酶)	特异性酶和非特异性酶

知识点	学习提示
药酶诱导剂	凡能增强药酶活性或增加药酶生成的药物,如苯妥英钠、利福平等
药酶抑制剂	凡能降低药酶活性或减少药酶生成的药物,较常见的有氯霉素、异烟肼等
肝肠循环	经胆汁或部分经胆汁排入肠道的药物,在肠道中又重新被吸收,经门静脉又返回肝脏的现象
生物利用度	药物被吸收进入体循环的速度和程度
时量关系	时间与体内药量或血药浓度的关系,即体内药量或血药浓度随时间变化的动态过程
时效关系	时间与药物作用强度的关系,即药物的作用强度随时间变化的过程
药物半衰期	血浆药物浓度下降一半所需要的时间
稳态血药浓度	以半衰期为给药间隔时间,连续恒量给药后,体内药量逐渐累积,经 4~5 次给药后,血药浓度基本达稳定水平,将此时的浓度称稳态血药浓度
安全范围	最小有效量与最小中毒量之间的范围
药物相互作用	两种或多种药物混用或先后序贯使用,引起药物作用或效应的变化

难点解析

(一)体液 pH 的改变对弱酸性药物、弱碱性药物转运的影响

药物在体内无论是吸收、分布还是排泄的过程都需要跨膜转运。影响药物跨膜转运的因素有膜两侧药物的浓度差、药物的溶解性和药物的解离性。药物的解离性与体液的 pH 有着密切的关系,通过改变体液的 pH 可以使药物的存在形式发生变化,从而影响药物的跨膜转运。

弱酸性药物在酸性体液中以非解离型存在,脂溶性高,易跨膜转运;在碱性体液中以解离型存在,脂溶性低,不易跨膜转运。弱碱性药物在碱性体液中以非解离型存在,脂溶性高,易跨膜转运;在酸性体液中以解离型存在,脂溶性低,不易跨膜转运。

当口服弱酸性药物时,若同服碱性药物,可使弱酸性药物解离,不易跨膜转运,而致其吸收减少。

弱酸性药物在碱性体液中解离得多,不易跨膜转运而分布得多,弱碱性药物反之。因此,弱酸性药物在细胞外液中分布得多,弱碱性药物在细胞内液中分布得多

（细胞外液 pH 为 7.4，细胞内液 pH 为 7.0）。

在碱性尿液中，弱酸性药物解离得多，不易跨膜转运重吸收得少，排泄加快；在酸性尿中，弱碱性药物解离的多，不易跨膜转运，重吸收的少，而排泄加快。

通过改变体液的 pH 可使药物的吸收、分布、排泄都受到影响。通过改变体液的 pH，使药物以非解离型存在，有利于药物吸收；也可以通过改变体液的 pH 加速药物的排泄，使其以解离型存在，不易分布和重吸收而排泄加快。比如在抢救弱酸性药物苯巴比妥中毒时，静脉滴注碳酸氢钠溶液，碱化血液和尿液，可以加速药物的排泄从而达到治疗目的。

（二）血浆蛋白结合率对药物作用的影响

药物可不同程度地与血浆蛋白结合，药物与血浆蛋白结合率是决定药物在体内分布的重要因素。血浆蛋白结合率高的药物起效慢、作用持续时间长；血浆蛋白结合率低的药物起效快、作用维持时间短。药物与血浆蛋白结合具有以下特点：①结合是可逆的。②由于分子体积增大，不易透出血管壁，故暂时失去药理活性。③具有饱和现象。④药物之间具有竞争蛋白结合的置换现象。如抗凝血药华法林和解热镇痛药双氯芬酸与血浆蛋白的结合率都比较高，若两药同时应用，血浆中游离型华法林将明显增多，导致抗凝血作用增强或自发性出血。

（三）生物转化的酶

药物在体内的生物转化是酶促反应，催化酶主要有两类，即特异性酶和非特异性酶。

特异性酶是一类催化作用选择性很高、活性很强的酶，如胆碱酯酶水解乙酰胆碱，单胺氧化酶转化肾上腺素等。此类酶存在于肝、肠、肺、肾、神经组织或血浆中。

非特异性酶指肝细胞微粒体混合功能氧化酶系统（P450），又称肝药酶。肝药酶是由许多结构和功能相似的细胞色素 P450 同工酶所组成。细胞色素 P450 酶系统是促进药物生物转化的主要酶系统。

肝药酶具有以下特点：①专一性低，对多种药物都有生物转化作用。②活性易受某些化学物质的影响而增强或减弱，如药酶诱导作用和药酶抑制作用。③个体差异大，受遗传、年龄或疾病的影响，肝药酶的代谢活性个体差异可高达 10 000 倍以上。④活性有限，在药物代谢间可发生竞争抑制。

（四）稳态血药浓度的形成及其临床意义

从表 1-1 中可知：以半衰期为给药间隔时间，连续 4~5 次恒量给药后，体内存在的药量已达到给药量的 93.8%~96.9%，以后无论增加多少次给药，血浆药物浓度变化不大。

表 1-1　恒比消除药物的消除和积累

| 半衰期数 | 一次给药 | | 连续恒速恒量给药后 |
	消除药量 /%	体存药量 /%	体内蓄积药量 /%
1	50	50	50
2	75	25	75
3	87.5	12.5	87.5
4	93.8	6.2	93.8
5	96.9	3.1	96.9
6	98.4	1.6	98.4
7	99.2	0.8	99.2

稳态血药浓度的特点：

（1）当达到稳态血药浓度时，药物吸收量和消除量达平衡，药物在体内不再蓄积。

（2）稳态浓度的高低取决于给药的剂量，剂量大则稳态浓度高，剂量小则稳态浓度低。

（3）每日给药总量相等，改变给药次数，稳态血药浓度不变。为有利于患儿的治疗，在每日给药总量确定后，可分多次给药，而稳态血药浓度不变。

临床意义：药物的治疗作用与体内的药物浓度密切相关，血药浓度高，药物治疗作用强；血药浓度低，药物治疗作用弱；当血药浓度过低时，则失去治疗作用。而且药物在体内能否形成一个稳定的药物浓度也是影响药物维持疗效的重要因素。在临床用药时常采用药物的常用量，以保证血药浓度达到治疗浓度。按半衰期经 4～5 次给药后，血药浓度达稳态浓度，使血药浓度稳定在治疗水平之上，以取得较好的治疗效果。当病情需要尽快显效时，可采取首次加倍的剂量，然后改用常用量，在 1 个半衰期内即可达到稳态血药浓度。如磺胺甲噁唑（sulfamethoxazole，SMZ）半衰期约为 12h，每日给药 2 次，经 2d 血药浓度可达稳态血药浓度。改用首次剂量加倍后，1 个半衰期即达稳态血药浓度，提高治疗效果。

（五）药物相互作用

1. 药物相互作用的概念　两种或多种药物合用或先后序贯使用，而引起药物作用和效应的变化称为药物相互作用。药物相互作用可使药效加强，也可使药效降低或不良反应加重。

2. 药物相互作用的类型　分为体外相互作用与体内相互作用两种类型。

（1）药物体外相互作用：药物在体外配伍时直接发生的物理、化学变化而影响疗效，甚至产生不良反应的现象，称为配伍禁忌，可分为物理变化和化学变化。

物理变化指两种或多种药物合用时因溶解度降低出现沉淀或混浊，导致药物不能使用。例如红霉素在氯化钠溶液中可发生沉淀而影响其使用，因此乳糖酸红霉素不宜用0.9%氯化钠注射液作溶剂。红霉素在静脉给药时，须先用注射用水溶解，然后加入5%葡萄糖注射液中。

化学变化指两种或多种药物合用时，药物之间发生化学反应，导致药物的化学结构发生改变，药物出现药理作用的变化或出现沉淀、气体、颜色变化等，导致药物不能使用。如使用硫酸亚铁片治疗缺铁性贫血时，应嘱咐患者不能用茶水服药，因茶水中的鞣质可与硫酸亚铁生成鞣酸铁沉淀而影响铁的吸收。

在同时使用多种药物时，要认真审核药物的配伍禁忌表，避免发生配伍禁忌的差错或事故。注射剂在混合使用或大量稀释时易产生化学或物理改变。因此，静脉滴注时应特别注意配伍禁忌，避免发生严重后果。

（2）药物体内相互作用：包括药效学和药动学两方面。

药效学方面的相互作用，指两种或多种药物合用时，药物在不同的药效学作用机制上产生相同或相反的生理功能调节作用，表现为药物效应增强（即协同作用）或药物效应减弱（即拮抗作用）。①协同作用，如吗啡与阿托品合用治疗胆绞痛，前者具有镇痛作用，后者可解除胆道痉挛，两药合用可使疗效增强。②拮抗作用，如沙丁胺醇的扩张支气管作用可被普萘洛尔所拮抗，若两药合用，可使前者的作用减弱。

药动学方面的相互作用，指联合用药时，一种药物通过影响另一种药物的吸收、分布、生物转化和排泄，而使另一种药物的作用或效应发生变化。

1）影响药物的吸收，如维生素C能促进铁剂的吸收，而四环素、钙剂及抗酸药能妨碍铁剂的吸收。

2）影响药物的分布，两种药物合用时，与血浆蛋白结合力强的药物占据了血浆蛋白，使结合力弱的药物失去或减少了与血浆蛋白结合的机会，使后者的血浆药物浓度升高，作用增强或毒性加大。与血浆蛋白结合力强的药物也可以将结合力弱的药物从血浆蛋白上置换下来，导致后者作用增强或毒性加大。

3）影响药物的生物转化，有些药物可以抑制肝药酶的活性，可使其他药物的代谢受阻，消除减慢，血药浓度高于正常，药效增强，同时也有引起中毒的危险。如氯霉素与双香豆素类药物合用时，前者可抑制肝药酶，使后者代谢减慢，可引起出血。有些药物具有药酶诱导作用，当其与其他药物合用时，因其可使肝药酶活性增强，使其他药物的代谢加快,血药浓度降低,药效下降。如苯巴比妥是药酶诱导剂,当其与口服抗凝药合用时,可使后者的代谢加快,药效降低。

4）影响药物的排泄,两种或两种以上通过相同机制排泄的药物联合应用时,可以在排泄部位上发生竞争,易于排泄的药物首先排出,使那些相对较不易排泄的药物排出量减少而潴留,使之效应加强。如青霉素与丙磺舒合用,后者可使前者排泄减慢而使前者作用增强。

巩固提高

案例分析一

患儿,女,1岁。家长主述患儿近日夜里睡觉多汗、烦躁、易惊醒。体格检查发现肋弓轻度外翻。医嘱给予葡萄糖酸钙、维生素 D 治疗。

请问:

护士如何做好该类药物的用药护理?

解析:

①护士应鼓励家长多带患儿户外活动,多晒太阳。②口服维生素 D 和葡萄糖酸钙应注意时间,早上服用效果较好。③遵医嘱用药,不宜盲目补钙,过量补钙,定期做检查。

案例分析二

患者,男,68 岁。因误服大量苯巴比妥片,出现昏迷、呼吸困难、血压下降等症状入院抢救。经检查诊断为巴比妥类药物急性中毒。医嘱:①排出毒物:1∶2 000 高锰酸钾溶液洗胃,10g 硫酸钠导泻,静脉滴注碳酸氢钠溶液。②支持和对症治疗。

请问:

1. 为何采用洗胃、导泻和静脉滴注碳酸氢钠溶液?

2. 护士在治疗过程中应注意哪些事项?

解析:

1. 采用洗胃和导泻都是为了清除肠道内未被吸收的苯巴比妥,以免继续吸收中毒。又因苯巴比妥为弱酸性药,故静脉滴注碳酸氢钠溶液,可以碱化体液和尿液,使苯巴比妥解离度增加,离子型增多,脂溶性降低,在肾小管的重吸收减少,排泄增加。

2. 护士在治疗过程中应注意:①患者症状是否得到缓解。②按操作规范给药。③加强心理护理,指导患者正确服药,与患者沟通,进行心理疏导。

（一）选择题

A1 型题

1. 研究药物对机体作用规律及其机制的科学称为

   A. 药物学　　　　　　　　　　B. 药理学

   C. 药剂学　　　　　　　　　　D. 药效学

   E. 药动学

2. 下列对选择作用的叙述，**不正确**的是

   A. 选择作用是相对的

   B. 与药物剂量大小无关

   C. 选择性低的药物产生不良反应的概率增大

   D. 是临床选药的基础

   E. 大多数药物均有各自的选择作用

3. 必须凭执业医师或执业助理医师处方才可调剂、购买和使用的药物称为

   A. 非处方药　　　　　　　　　B. 处方药

   C. 麻醉药品　　　　　　　　　D. 精神药品

   E. 放射性药品

4. 关于药物的基本作用说法，**错误**的是

   A. 包括兴奋作用和抑制作用

   B. 兴奋作用和抑制作用是固定不变

   C. 同一药物对不同组织器官产生的作用也有不同

   D. 同一药物不同剂量产生的作用也会不同

   E. 在一定条件下，两者可以发生转换

5. 酒精用于皮肤的消毒作用属于

   A. 局部作用　　　　　　　　　B. 吸收作用

   C. 选择作用　　　　　　　　　D. 防治作用

   E. 不良反应

6. 药物随血流分布到各组织器官所呈现出的作用，称为

   A. 局部作用　　　　　　　　　B. 吸收作用

   C. 首过消除　　　　　　　　　D. 防治作用

   E. 不良反应

7. 药物的两重性指

    A. 防治作用和副作用   B. 兴奋作用和抑制作用

    C. 对因治疗和对症治疗   D. 防治作用和不良反应

    E. 治疗作用和不良反应

8. 小儿接种卡介苗预防结核病属于

    A. 对因治疗   B. 对症治疗

    C. 预防作用   D. 治疗作用

    E. 后遗效应

9. 由于细菌感染导致的发热,治疗时使用抗菌药属于

    A. 预防用药   B. 对症治疗

    C. 对因治疗   D. 辅助治疗

    E. 后遗效应

10. 药物应用时出现的不符合用药目的,给患者带来不适或危害的反应称为

    A. 治疗作用   B. 不良反应

    C. 毒性反应   D. 继发反应

    E. 过敏反应

11. 药物副作用是在何种剂量下产生的

    A. 极量   B. 最小中毒量

    C. 治疗剂量   D. 最小有效量

    E. 最小致死量

12. 药物产生副作用是由于

    A. 用药时间过长   B. 药物作用的选择性低,作用范围广

    C. 药物的安全范围小   D. 患者对药物敏感

    E. 用药剂量不当

13. 应用阿托品治疗胃肠绞痛时出现口干、心悸,属于

    A. 后遗效应   B. 副作用

    C. 毒性反应   D. 继发反应

    E. 特异质反应

14. 服用催眠量的巴比妥类药,次日早晨出现的宿醉现象是

    A. 副作用   B. 毒性反应

    C. 变态反应   D. 后遗效应

    E. 特异质反应

15. 停药后血药浓度已降至最低有效浓度以下时仍残存的药理效应称

    A. 耐药性
    B. 毒性反应

    C. 后遗效应
    D. 继发反应

    E. 副作用

16. 长期使用广谱抗生素后引起菌群失调,导致出现二重感染,这属于

    A. 耐药性
    B. 毒性反应

    C. 后遗效应
    D. 继发反应

    E. 副作用

17. 哌替啶用药成瘾后,突然停药可产生戒断症状,这属于

    A. 后遗效应
    B. 继发反应

    C. 精神依赖性
    D. 生理依赖性

    E. 毒性反应

18. 药物作用强度随时间变化的动态过程是

    A. 时效关系
    B. 最小有效量

    C. 时量关系
    D. 治疗量

    E. 量效关系

19. 体内药量或血浆药物浓度随时间变化的动态过程是

    A. 时效关系
    B. 最小有效量

    C. 时量关系
    D. 治疗量

    E. 量效关系

20. 药物的治疗指数是

    A. ED_{50}/LD_{50}

    B. LD_{50}/ED_{50}

    C. 最小有效量和最小中毒量之间的范围

    D. ED_{95} 与 LD_5 之间的距离

    E. LD_{95} 与 ED_5 之间的距离

21. 受体激动剂与受体

    A. 无亲和力有内在活性
    B. 有亲和力无内在活性

    C. 既有亲和力又有内在活性
    D. 既无亲和力又无内在活性

    E. 无亲和力,有较弱的内在活性

22. 受体拮抗剂与受体

    A. 有亲和力无内在活性
    B. 既有亲和力又有内在活性

C. 无亲和力有内在活性　　　　D. 既无亲和力又无内在活性

E. 具有较强亲和力,仅有较弱内在活性

23. 长期应用受体拮抗剂,可以使体内相应的受体数目增多,亲和力增大或效应力增强的现象称为

A. 受体向上调节　　　　　　　B. 受体向下调节

C. 耐受性　　　　　　　　　　D. 高敏性

E. 部分受体激动剂

24. 药物从细胞膜高浓度一侧向浓度低的一侧转运称为

A. 主动转运　　　　　　　　　B. 被动转运

C. 出胞和入胞　　　　　　　　D. 单纯扩散

E. 易化扩散

25. 被动转运的特点是

A. 不耗能,无竞争性抑制　　　B. 耗能,无选择性

C. 无选择性,有竞争性抑制　　D. 由载体进行,耗能,逆浓度差转运

E. 由载体进行,不耗能

26. 药物的吸收是

A. 药物进入胃肠道

B. 药物随血液分布到各组织器官

C. 药物从给药部位进入血液循环的过程

D. 药物与作用部位结合

E. 静脉给药

27. 最常用的给药方法是

A. 口服给药　　　　　　　　　B. 舌下给药

C. 直肠给药　　　　　　　　　D. 肌内注射

E. 皮下注射

28. 某些药物在通过胃肠黏膜和肝脏时,经代谢灭活,使进入体循环的药量减少,药效降低。这种现象称为

A. 首过消除　　　　　　　　　B. 耐受性

C. 耐药性　　　　　　　　　　D. 特异性

E. 药物两重性

29. 药物的首过消除可能发生于

A. 静脉注射　　　　　　　　　B. 肌内注射

C. 口服给药 D. 直肠给药

E. 舌下给药

30. 药物起效快慢取决于

    A. 药物的吸收过程 B. 药物的血浆半衰期

    C. 药物的排泄过程 D. 药物的转运方式

    E. 药物的生物转化过程

31. 舌下给药的目的在于

    A. 避免刺激胃肠道 B. 增加吸收

    C. 避免首过消除 D. 减慢药物代谢

    E. 避免被胃肠道破坏

32. 硝酸甘油不宜口服，主要是因为该药

    A. 脂溶性低 B. 排泄快

    C. 药理活性低 D. 首过消除显著

    E. 碱性强

33. 吸收速度最快的给药方式是

    A. 口服 B. 舌下含服

    C. 静脉注射 D. 皮下注射

    E. 直肠给药

34. 关于药物与血浆蛋白结合的特点，**错误**的是

    A. 结合是可逆的 B. 结合型的药物不易透出血管壁

    C. 具有饱和现象 D. 药物与血浆蛋白结合后，作用增强

    E. 两种以上的药物与血浆蛋白结合可能存在竞争性抑制

35. 药物的生物转化是

    A. 药物由肾小球滤过的过程

    B. 通过血脑屏障入脑组织

    C. 药物从给药部位进入血液循环的过程

    D. 与血浆蛋白结合

    E. 药物在体内酶的作用下其化学结构发生的改变

36. 药物代谢的主要器官是

    A. 肝脏 B. 肾脏

    C. 肠道 D. 腺体

    E. 呼吸道

37. 能使肝药酶活性增强或生成增多的药物称为

    A. 药酶诱导剂　　　　　　　　　　B. 受体激动剂

    C. 药酶抑制剂　　　　　　　　　　D. 受体拮抗剂

    E. 部分受体激动剂

38. 能使肝药酶活性降低或生成减少的药物称为

    A. 药酶诱导剂　　　　　　　　　　B. 受体激动剂

    C. 药酶抑制剂　　　　　　　　　　D. 受体拮抗剂

    E. 部分受体激动剂

39. 弱酸性药物在碱性尿液中

    A. 解离少，重吸收多，排泄慢　　　B. 解离多，重吸收多，排泄慢

    C. 解离多，重吸收少，排泄快　　　D. 解离少，重吸收少，排泄快

    E. 解离少，重吸收少，排泄慢

40. 可使青霉素排泄减慢的药物是

    A. 红霉素　　　　　　　　　　　　B. 头孢菌素

    C. 丙磺舒　　　　　　　　　　　　D. 环丙沙星

    E. 氢氯噻嗪

41. 弱碱性药物在碱性尿液中

    A. 解离少，重吸收多，排泄慢　　　B. 解离多，重吸收多，排泄慢

    C. 解离多，重吸收少，排泄快　　　D. 解离少，重吸收少，排泄快

    E. 解离少，重吸收少，排泄慢

42. 在一定剂量范围内，药物剂量与药物作用的关系为

    A. 时效关系　　　　　　　　　　　B. 时量关系

    C. 最小有效量　　　　　　　　　　D. 治疗量

    E. 量效关系

43. 药物在体内经生物转化和排泄使血浆药物浓度降低的过程称为

    A. 代谢　　　　　　　　　　　　　B. 消除

    C. 解毒　　　　　　　　　　　　　D. 灭活

    E. 活化

44. 药物血浆半衰期是

    A. 药物被机体吸收一半所需的时间

    B. 血浆药物浓度下降一半所需的时间

    C. 药物被代谢一半所需的时间

D. 药物排泄一半所需的时间

E. 药物毒性减小一半所需的时间

45. 药物血浆半衰期反映了

A. 药物的吸收速度　　　　　　B. 药物的体内分布情况

C. 药物在体内消除的速度　　　D. 药物的生物转化速度

E. 药物的排泄速度

46. 药物的半衰期短说明此药

A. 易吸收　　　　　　　　　　B. 生物转化快

C. 作用强　　　　　　　　　　D. 起效快

E. 消除快

47. 有关稳态血药浓度,说法**错误**的是

A. 给药速度和消除速度达到平衡

B. 药物浓度稳定在一定水平的状态

C. 增加单次药物的用量,达到稳态血药浓度的时间不变

D. 连续恒速恒量给药需要4～5个半衰期达到稳态血药浓度

E. 稳态血药浓度的高低取决于恒量给药时连续给药的剂量

48. 若要使血药浓度迅速达稳态血药浓度,需要

A. 每隔1个半衰期给一次剂量　　B. 每隔半个半衰期给一次剂量

C. 每隔2个半衰期给一次剂量　　D. 首剂加倍

E. 增加每次给药剂量

49. 按药物半衰期恒量反复给药,达稳态血药浓度需要经过的半衰期个数为

A. 1～2个　　　　　　　　　　B. 2～3个

C. 3～4个　　　　　　　　　　D. 4～5个

E. 5～6个

50. 某药 $t_{1/2}$ 为12h,按 $t_{1/2}$ 给药达稳态血药浓度时间约为

A. 1d　　　　　　　　　　　　B. 1.5d

C. 5d　　　　　　　　　　　　D. 0.5d

E. 2.5d

51. 决定每日给药次数的主要依据是

A. 剂量的大小　　　　　　　　B. 药物的半衰期

C. 给药途径　　　　　　　　　D. 药物的剂型

E. 患者的体重

52. 药物被吸收进入体循环的速度和程度是
    A. 半数有效量　　　　　　　　　B. 治疗指数
    C. 半衰期　　　　　　　　　　　D. 生物利用度
    E. 安全范围

53. 对胃肠道有刺激性的药物服药时间宜在
    A. 饭前　　　　　　　　　　　　B. 饭时
    C. 饭后　　　　　　　　　　　　D. 空腹
    E. 睡前

54. 丙磺舒与青霉素配伍使用,能增加后者的疗效是因为
    A. 药效学作用机制上产生协同作用　B. 延缓耐药性产生
    C. 两者竞争肾小管的分泌通道　　　D. 竞争血浆蛋白
    E. 两者发生拮抗作用

55. 催眠药服药时间宜在
    A. 空腹时　　　　　　　　　　　B. 饭前
    C. 饭后　　　　　　　　　　　　D. 睡前
    E. 定时服

A2 型题

56. 阿托品与哌替啶合用治疗胆绞痛,产生
    A. 协同作用　　　　　　　　　　B. 拮抗作用
    C. 有害的作用　　　　　　　　　D. 竞争作用
    E. 耐受性

57. 使用阿司匹林后,患者出现的症状**不属于**变态反应的是
    A. 药物热　　　　　　　　　　　B. 皮疹
    C. 胃痛　　　　　　　　　　　　D. 血管神经性水肿
    E. 哮喘

58. 葡萄糖 -6- 磷酸脱氢酶缺乏的患者使用伯氨喹后,引起溶血反应的原因
    A. 年龄　　　　　　　　　　　　B. 遗传
    C. 病理因素　　　　　　　　　　D. 过敏体质
    E. 毒性反应

59. 患者因伤寒高热,医生给予阿司匹林退热。此治疗为
    A. 对症治疗　　　　　　　　　　B. 对因治疗
    C. 局部作用　　　　　　　　　　D. 预防作用

E. 不良反应

60. 患者,男,35 岁。因慢性支气管炎并发肺炎入院,医生给予氨苄西林静脉滴注,第 2 天患者皮肤出现药疹、瘙痒。该不良反应属于
    A. 副作用　　　　　　　　　　B. 急性中毒
    C. 继发反应　　　　　　　　　D. 变态反应
    E. 特异质反应

61. 患者,女,43 岁。患肺结核,医生给予抗结核药物链霉素治疗,用药 1 个月后患者出现了耳鸣,继而听力丧失。该不良反应属于
    A. 副作用　　　　　　　　　　B. 继发反应
    C. 后遗作用　　　　　　　　　D. 变态反应
    E. 毒性反应

62. 患者,男,65 岁,注射毒毛花苷 K 后出现黄视症,同时伴有头痛头晕等症状。该不良反应属于
    A. 过敏反应　　　　　　　　　B. 毒性作用
    C. 特异质反应　　　　　　　　D. 副作用
    E. 继发反应

63. 患者,女,27 岁。妊娠 6 个月,近来自感乏力倦怠等,血液化验显示血红蛋白 80g/L(低于正常)。医生给予铁剂治疗。此治疗的目的是
    A. 对症治疗　　　　　　　　　B. 预防作用
    C. 对因治疗　　　　　　　　　D. 避免发生特异质反应
    E. 减轻妊娠反应

64. 患者欲做肠道镜检,医生嘱其提前口服硫酸镁用来导泻。此作用是
    A. 吸收作用　　　　　　　　　B. 选择作用
    C. 预防作用　　　　　　　　　D. 局部作用
    E. 副作用

65. 患者,男,20 岁。因患流行性脑脊髓膜炎入院,医生给予磺胺嘧啶 + 胸苷 - 磷酸(thymidine monophosphate, TMP)等药物治疗,嘱其服用磺胺嘧啶时首剂加倍,目的是
    A. 使药物尽快达到稳态血药浓度　　B. 减少副作用
    C. 防止过敏反应　　　　　　　　　D. 降低毒性反应
    E. 缩短半衰期

66. 给胸膜炎伴有咳嗽的患者应用镇咳药,这属于
    A. 心理治疗　　　　　　　　　B. 对因治疗

C. 预防作用
D. 对症治疗
E. 继发作用

67. 患者，女。因近日出现尿急、尿痛、尿频而就诊，医生诊断为尿路感染，给予庆大霉素＋碳酸氢钠溶液静脉滴注。药物联合使用的目的是
    A. 产生拮抗作用
    B. 减少不良反应
    C. 减轻肾毒性
    D. 增强抗菌作用
    E. 延缓耐药性产生

68. 患者，女。长期哮喘，近日因哮喘急性发作，经口服原剂量解除支气管痉挛药后效果不佳，主要原因可能是
    A. 患者产生耐受性
    B. 给药途径不对
    C. 半衰期延长
    D. 心理因素
    E. 性别差异

A3 型题

69～70 题共用题干

患者，男，22岁。不小心误服大量苯巴比妥，出现昏迷、呼吸抑制、反射减弱，家属送来急诊就医。

69. 上述症状为
    A. 副作用
    B. 继发反应
    C. 急性中毒
    D. 后遗效应
    E. 变态反应

70. 抢救此患者时还应配伍使用促进药物排泄的药物是
    A. 弱碱性药
    B. 弱酸性药
    C. 大分子药物
    D. 与血浆蛋白结合率高的药物
    E. 小分子药物

71～72 题共用题干

患者，女，20岁。因患急性扁桃体炎需要青霉素治疗，护士注入皮试液50U，5min后患者出现皮肤瘙痒、呼吸困难、胸闷、发绀、面色苍白、脉搏细弱、血压下降、烦躁不安等。

71. 此反应为
    A. 毒性反应
    B. 血清病型反应
    C. 呼吸道过敏反应
    D. 过敏性休克
    E. 皮肤组织过敏反应

72. 患者发生此反应是因为

    A. 药物剂量过大   B. 患者的高敏性

    C. 产生戒断症状   D. 患者为过敏体质

    E. 继发反应

73~74题共用题干

患者，女，55岁。因患失眠症，每晚服用地西泮5mg方可入睡，连续服用3个月后，发现服用原剂量药物却无法入睡。

73. 这可能是因为机体对药物产生了

    A. 耐受性   B. 成瘾性

    C. 副作用   D. 毒性反应

    E. 继发反应

74. 地西泮属于

    A. 麻醉药品   B. 精神药品

    C. 毒性药品   D. 非处方药

    E. 解毒药

75~76题共用题干

患者因食用不干净的海鲜导致急性胃肠炎，出现恶心、呕吐、腹痛、腹泻症状，医嘱使用诺氟沙星、阿托品片。用药后症状缓解，但患者却出现口干、视物不清的情况。

75. 使用阿托品片的治疗属于

    A. 预防作用   B. 对因治疗

    C. 对症治疗   D. 局部作用

    E. 继发作用

76. 用药期间出现的口干、视物模糊属于

    A. 副作用   B. 毒性反应

    C. 继发反应   D. 后遗效应

    E. 过敏反应

A4型题

77~78题共用题干

患者，女，35岁。近几个月面色苍白，身体无力，经检查后确诊为缺铁性贫血，医嘱给予硫酸亚铁。

77. 服用铁剂期间，可以促进铁剂吸收的因素是

    A. 同服牛奶   B. 同服钙剂

C. 喝茶   D. 补充维生素 C

E. 同服四环素

78. 口服铁剂可刺激胃肠道引起恶心、呕吐等症状,这属于

A. 副作用   B. 毒性反应

C. 变态反应   D. 后遗效应

E. 耐药性

79~80题共用题干

患者,男,56岁。运动后感胸闷、大汗,心前区压迫性疼痛紧急就诊,拟诊"急性心肌梗死",医嘱给予硝酸甘油。

79. 接诊护士给患者应用硝酸甘油起效最快的给药方法是

A. 舌下含化   B. 吞服

C. 嚼碎后含一段时间   D. 掰碎后吞服

E. 用酒送服

80. 护士给患者采用的给药方法依据是

A. 减少副作用   B. 避免毒性反应

C. 避免首过消除   D. 防止过敏反应

E. 避免刺激胃肠道

(二)判断题

1. 静脉注射前用75%酒精消毒皮肤是局部作用。(　　)

2. 麻黄碱用于平喘时引起的血压升高属于后遗效应。(　　)

3. 当服用治疗量地西泮治疗失眠时,次日早晨感觉嗜睡、头晕是副作用。(　　)

4. 高热患者给予对乙酰氨基酚退热,是对因治疗。(　　)

5. 药物与血浆蛋白结合率低时消除慢,作用时间长。(　　)

6. 碱化血液尿液可以促进弱酸性药物的排泄。(　　)

7. 药物在胃肠道吸收的速度影响药物作用持续时间。(　　)

8. 变态反应的产生与剂量无关。(　　)

9. 使用治疗剂量的阿司匹林时发生的药疹、支气管哮喘属于变态反应。(　　)

10. 氯霉素可产生药酶诱导作用,使自身和其他药物的代谢加快。(　　)

(三)填空题

1. 药物的基本作用包括_____和_____,前者是使机体原有生理、生化功能_____,后者是使机体原有生理、生化功能_____。

2. 选择性较高的药物,副作用相对_____。

3. 目的在于缓解疾病症状的治疗叫_____治疗；目的在于消除病因的治疗叫_____治疗。

4. 长期使用某些药物，突然停药使原有疾病复发或症状加剧的现象称为_____。

5. 药物的"三致"作用包括_____、_____、_____。

6. 躯体依赖性又称为_____，指反复用药后一旦停药，会出现_____症状。

7. 随用药剂量的增加，刚开始出现药效的剂量称为_____。

8. 治疗指数指_____与_____的比值，该数值越大，说明药物安全性越_____。

9. 在一定范围内，剂量越大，血药浓度越_____，作用也越_____。

10. 药动学是研究药物在体内的_____、_____、_____、_____过程的动态变化。

11. 药物生物转化的主要器官是_____，排泄的主要器官是_____。

12. 弱酸性药物在酸性尿液中，解离的_____，重吸收的_____，排泄的_____。

13. 单位时间内药物按恒定比例进行的消除叫_____消除。

14. 经过胆汁排泄的药物被排入肠腔后，在肠道内又被重吸收入血形成_____，使药物作用时间_____，排泄速度_____。

15. 两种或多种药物合用或先后序贯应用称为_____。其用药目的_____、_____、_____。

（四）名词解释

1. 药物
2. 副作用
3. 后遗效应
4. 变态反应
5. 常用量
6. 治疗指数
7. 首过消除
8. 药酶诱导剂
9. 血浆半衰期
10. 生物利用度

（五）简答题

1. 什么是联合用药？联合用药的目的及意义有哪些？请举例说明药物的联合应用。

2. 什么是血浆半衰期？有何临床意义？

参考答案

（一）选择题

1. D	2. B	3. B	4. B	5. A	6. B	7. D	8. C	9. C
10. B	11. C	12. B	13. B	14. D	15. C	16. D	17. D	18. A
19. C	20. B	21. C	22. A	23. A	24. B	25. A	26. C	27. A
28. A	29. C	30. A	31. C	32. D	33. C	34. D	35. E	36. A
37. A	38. D	39. C	40. C	41. A	42. E	43. B	44. B	45. C
46. E	47. C	48. D	49. D	50. E	51. B	52. D	53. C	54. C
55. D	56. A	57. C	58. B	59. A	60. D	61. E	62. C	63. C
64. D	65. A	66. D	67. D	68. A	69. C	70. A	71. D	72. D
73. A	74. B	75. C	76. A	77. D	78. A	79. A	80. C	

（二）判断题

1. √	2. ×	3. ×	4. ×	5. √	6. √	7. ×	8. √	9. √
10. ×								

（三）填空题

1. 兴奋作用　抑制作用　增强　减弱

2. 较小

3. 对症　对因

4. 反跳现象

5. 致癌　致畸形　致突变

6. 生理依赖性　戒断

7. 最小有效量

8. LD_{50}　ED_{50}　高

9. 高　强

10. 吸收　分布　生物转化　排泄

11. 肝脏　肾脏

12. 少　多　慢

13. 一级动力学或恒比

14. 肝肠循环　延长　减慢

15. 联合用药　提高疗效　减少不良反应　防止耐药性或耐受性

（四）名词解释

1. 略。

2. 药物在治疗剂量时出现的与治疗目的无关的作用称为副作用。

3. 停药后血药浓度已降至最低有效浓度以下时仍残存的药理效应为后遗效应。

4. 变态反应又称过敏反应，是药物作为抗原或半抗原引发的病理性免疫反应。

5. 在临床用药时，为了使疗效可靠且用药安全，常采用比最小有效量大些、比极量小些的剂量，此称为常用量。

6～10. 略。

（五）简答题

1. 略。

2. 血浆半衰期指血浆药物浓度下降一半所需要的时间。

意义：

（1）药物分类的依据，根据半衰期长短将药物分为短效类、中效类和长效类。

（2）确定给药间隔时间，半衰期短，给药间隔时间短；半衰期长，给药间隔时间长。

（3）预测达到稳态血药浓度的时间，以血浆半衰期为给药间隔时间，分次恒量给药，经过4～5次给药达到稳定浓度。

（4）预测药物基本消除的时间，停药4～5个半衰期，即可以认为药物基本消除。

（高艳丽　符秀华）

项目二 | 传出神经系统药物与用药护理

知识要点

（一）传出神经系统概述

神经冲动的传导是需要神经递质参与的，本项目药物主要围绕两大神经递质展开：乙酰胆碱（acetylcholine，ACh）、去甲肾上腺素（noradrenaline，NA）。乙酰胆碱和去甲肾上腺素分别存在于胆碱能神经末梢和去甲肾上腺素能神经末梢。当神经冲动到来后，他们通过胞裂外排，与效应器上的受体结合，使效应器产生作用。乙酰胆碱受体分为两类：毒蕈碱受体（muscarinic receptor，简称 M 受体）和烟碱型受体（nicotine receptor，N-receptor，简称 N 受体）。M 受体主要与以毒蕈碱为代表的拟胆碱药结合，M 受体主要存在于副交感神经节后纤维和少部分交感神经节后纤维所支配的效应器。而 N 受体主要与烟碱为代表的拟胆碱药结合，主要存在于神经节（N_1 受体）和神经肌肉接头处（N_2 受体）。

肾上腺素受体分布在交感神经节后纤维支配的效应器细胞膜上，分为两类：α 肾上腺素受体（简称 α 受体）和 β 肾上腺素受体（简称 β 受体）。α_1 受体存在于皮肤、黏膜及内脏的血管，瞳孔开大肌等处，兴奋时表现为皮肤、黏膜及内脏的血管收缩，瞳孔散大等，称为 α_1 型效应，有利于机体适应突然的体力增加和应急时的需要。α_2 受体主要存在于去甲肾上腺素能神经末梢的突触前膜上，对神经末梢释放 NA 起着负反馈调节作用。β 肾上腺素受体又分为 β_1、β_2 和 β_3 等亚型。β_1 受体主要分布于心脏组织中及肾脏的球旁细胞上，当激动时表现为心脏兴奋性增强，肾素分泌增加，称为 β_1 型效应；β_2 受体主要存在于支气管、骨骼肌血管、冠状血管平滑肌及肝脏等处，当兴奋时表现为支气管松弛、骨骼肌血管及冠状血管扩张，糖原分解；β_3 受体存在于脂肪组织中，当兴奋时脂肪分解。

知识点	学习提示
受体激动效应	1. M 样作用　中枢兴奋；血管扩张，血压降低；心率减慢，全身出汗；肠胃及支气管平滑肌收缩；瞳孔缩小，唾液分泌增加等
	2. N 样作用　神经节兴奋，肾上腺髓质分泌，骨骼肌收缩
	3. α 样作用　血管收缩，瞳孔散大，NA 分泌减少
	4. β 样作用　心肌兴奋，肾素分泌增多，支气管平滑肌松弛，骨骼肌和冠脉血管扩张，糖原和脂肪分解，血糖升高，去甲肾上腺素分泌增多

（二）拟胆碱药

知识点	学习提示
毛果芸香碱（M 受体激动剂）	对眼的作用是缩瞳、降低眼压、调节痉挛，用于闭角型青光眼，滴眼时注意压迫内眦
新斯的明（胆碱酯酶抑制药）	M、N 样作用 1. 骨骼肌兴奋作用强，治疗重症肌无力 2. 兴奋胃肠平滑肌，用于术后肠麻痹、膀胱麻痹 3. 心脏抑制，治疗室上性阵发性心动过速，机械性肠梗阻、尿路梗阻、支气管哮喘禁用
有机磷酸酯类中毒及解救	1. 中毒机制　抑制胆碱酯酶，使胆碱酯酶失活，ACh 蓄积出现 M 样、N 样及中枢症状 2. 中毒解救　①洗胃时敌百虫禁用碱性溶液，对硫、磷禁用高锰酸钾；②解救药物有胆碱酯酶复活药和 M 受体拮抗剂两类 3. 氯解磷定的解毒作用　既可使失活的胆碱酯酶复活，又可与游离有机磷结合成无毒物质排出，迅速缓解 N_2 样症状，对 M 样症状无效；及早用药，以免失活胆碱酯酶"老化" 4. 阿托品的解毒作用　可缓解 M 样症状和部分中枢症状，对 N_2 样症状无效。大剂量反复用药至"阿托品化"。"阿托品化"的指征：瞳孔散大、皮肤干燥、颜面潮红、肺部啰音显著减少或消失，轻度躁动不安，如出现谵妄、体温升高、心动过速多提示阿托品中毒

（三）抗胆碱药

知识点	学习提示
阿托品（M 受体拮抗剂）	1. 抑制腺体分泌，用于麻醉前给药 2. 松弛胃肠平滑肌，缓解内脏绞痛，胆绞痛肾绞痛须合用镇痛药

知识点	学习提示
阿托品 （M受体拮抗剂）	3. 兴奋心脏,治疗缓慢型心律失常 4. 对眼的作用是扩瞳、升眼压、调节麻痹,用于检查眼底及验光配镜等 5. 大剂量扩张血管(与M受体拮抗无关)、兴奋中枢,用于感染性休克及解救有机磷酸酯类中毒。抗休克须注意补充足够血容量,若休克伴高热或心动过速患者不宜使用。青光眼、前列腺肥大者禁用
东莨菪碱	中枢作用强于阿托品,用于麻醉前给药、防晕止吐、帕金森病
山莨菪碱	解痉作用强,替代阿托品缓解内脏绞痛及治疗感染性休克

（四）拟肾上腺素药

知识点	学习提示
肾上腺素	一般皮下或肌内注射,也可静脉滴注 作用:①兴奋心脏;②舒缩血管;③影响血压,升压作用可翻转;④扩张支气管;⑤促进代谢 用途:①心搏骤停(心脏复苏三联针——肾上腺素、阿托品、利多卡因);②过敏性休克首选;③控制支气管哮喘急性发作;④局部止血及与局部麻醉(简称局麻)药配伍
多巴胺	静脉滴注 特点:激动D_1受体,肾脏、肠系膜血管扩张,改善肾功能 用途:抗休克明显优于其他药物,可用于各种休克,也可用于急性肾损伤
麻黄碱	特点:作用较肾上腺素弱而持久 用途:预防支气管哮喘及治疗轻度哮喘、缓解低血压及鼻黏膜充血引起的鼻塞等症状
去甲肾上腺素	禁止皮下和肌内注射,一般静脉滴注 作用:①收缩血管作用强大;②兴奋心脏,但心率减慢;③升高血压 用途:①仅用于其他升压药无效时的休克,须短期使用;②稀释后口服可治疗上消化道出血 用药注意:①如注射部位皮肤苍白或药液外漏,须立即更换注射部位;局部组织热敷;用α受体拮抗剂酚妥拉明或普鲁卡因局部浸润注射;②收缩压维持90mmHg;③尿量不少于25ml/h;④不可突然停药
间羟胺	作用较去甲肾上腺素弱而持久,可肌内注射 是去甲肾上腺素的良好代用品

知识点	学习提示
异丙肾上腺素	静脉滴注,也可舌下、吸入给药 ①兴奋心脏作用,对窦房结选择性强,较少出现室性心律失常,用于心搏骤停、房室传导阻滞;②扩张支气管,用于控制支气管哮喘急性发作,但注意避免反复给药产生耐受现象;③舒张血管,影响血压,可在补充血容量基础上抗休克

（五）抗肾上腺素药

知识点	学习提示
酚妥拉明	作用:扩张血管,兴奋心脏 用途:肢体动脉痉挛症以及感染性休克 用药注意:出现低血压时用去甲肾上腺素升压,不可用肾上腺素
普萘洛尔	作用:①心脏抑制;②支气管收缩等作用;③影响代谢;④肾素释放减少等 用途:快速型心律失常、高血压、稳定型心绞痛以及甲状腺功能亢进(简称甲亢)的辅助治疗 严重心功能不全、房室传导阻滞、支气管哮喘患者禁用;长期用药不可突然停药;避免与降血糖药合用

难点解析

（一）眼压与房水循环

眼压是眼内容物对眼球壁产生的压力。眼内容物有房水、晶状体、玻璃体,但对眼压有很大影响的是房水。房水产生于后房,由睫状体上皮细胞分泌及血管渗出而成。房水生成后经瞳孔流入前房,到达前房角间隙,再经小梁网流入巩膜静脉,最后进入血液循环。一般情况下,房水呈动态平衡状态,若房水的产生或循环出现异常,眼压则随之改变。

毛果芸香碱通过缩瞳作用,使虹膜根部变薄,前房角间隙增大,有利于房水循环,使眼压下降;阿托品则作用相反,有升高眼压的作用。

噻吗洛尔和去氧肾上腺素可减少房水生成,使眼压降低。

（二）感染性休克与阿托品的应用

感染性休克常见于严重感染,特别是革兰氏阴性菌感染。感染性休克是由于微生物及其毒素等产物侵入血循环，激发机体出现的一系列复杂的病理变化，表现为心肌收缩力减弱、微循环障碍、组织细胞缺血缺氧、代谢紊乱、功能障碍，甚至多器官功能衰竭。感染性休克的治疗原则是抗感染、补充血容量、改善微循环并对症治疗。

大剂量阿托品可兴奋心脏、扩张血管、改善微循环，但用药前必须补充足够的血容量。此外，感染性休克伴高热患者须注意先降温，以免阿托品抑制汗腺分泌，使体温继续升高。

（三）过敏性休克与肾上腺素的作用

过敏性休克是外界某些抗原性物质进入已致敏的机体后引起的一种严重的全身性过敏反应。大多数过敏性休克是典型的 I 型变态反应，反应时释放的各种组胺、血小板激活因子等造成多器官水肿、渗出。其中，由于气道水肿、分泌物增加，加上喉和 / 或支气管痉挛，可造成严重的呼吸困难，若不马上治疗，可引起死亡。此外，因血管扩张，毛细血管通透性增强，循环血量减少，可引起血压迅速下降。

肾上腺素可激动 α、β 受体，抑制肥大细胞脱颗粒释放过敏介质；收缩皮肤黏膜、内脏的毛细血管减轻黏膜的充血水肿并扩张支气管，缓解呼吸困难症状；兴奋心脏，升高血压。此外，肾上腺素给药方便，皮下注射吸收迅速，是治疗过敏性休克的首选药。

（四）拟肾上腺素药对血压的影响

拟肾上腺素药通过激动 α 受体或 β 受体，使心脏和血管的功能活动发生改变，从而对血压产生相应影响。

收缩压与心脏收缩力、心排血量相关。β_1 受体激动，心收缩力强，心排血量增加，收缩压升高。舒张压的高低取决于外周阻力的变化：α 受体激动，血管收缩，外周阻力增加，舒张压升高；β_2 受体激动，血管扩张，外周阻力减少，舒张压下降。

肾上腺素兴奋 α、β_1 和 β_2 受体，使收缩压升高，舒张压的变化与用药剂量有关。小剂量的肾上腺素 β_2 效应强于 α 效应，总外周阻力下降，舒张压下降；剂量增大 α 效应增强，治疗量总外周阻力不变或稍降，舒张压不变或稍降；大剂量外周阻力增加，舒张压升高。

多巴胺兴奋 α、β_1 和 D_1 受体，收缩压升高，因 D_1 受体激动可扩张内脏血管，舒张压无明显变化；当大剂量时 α 效应增强，总外周阻力升高，舒张压升高。

去甲肾上腺素主要兴奋 α 受体、β_1 作用弱，对 β_2 几乎无作用，使收缩压和舒张压均升高，舒张压升高更明显。

异丙肾上腺素兴奋 β_1、β_2 受体，使收缩压升高，舒张压下降。

（五）β受体拮抗剂对心血管的作用及应用

β受体拮抗剂对心血管的作用是抑制心脏、收缩骨骼肌和冠脉血管、抑制肾素分泌。因抑制心脏，使心收缩力下降、心率减慢、传导减慢，耗氧量下降，可用于心绞痛及快速型心律失常。又因抑制心脏和肾素分泌，使心收缩力下降同时抑制肾素 – 血管紧张素 – 醛固酮系统，血压下降，是治疗高血压的常用药。

巩固提高

案例分析一

患者，男，26岁。因剧烈运动后出现中上腹阵发性剧痛到某医院急诊科，医生诊断为单纯性胃肠绞痛，立即给予阿托品0.5mg肌内注射。几分钟后，患者腹痛缓解，但同时出现口干、视物模糊、心悸等症状。

请问：

1. 该患者使用阿托品治疗是否合理？为什么该患者出现口干、视物模糊、心悸等现象？

2. 临床使用阿托品进行护理时，应注意哪些问题？

解析：

1. 该患者使用阿托品治疗合理。阿托品可以松弛胃肠道平滑肌，用于治疗胃肠绞痛。该患者出现口干、视物模糊、心悸等症状是出现了药物的副作用。阿托品的选择性比较低，除了可以松弛胃肠道平滑肌外，还可以具有抑制腺体分泌、调节麻痹、兴奋心脏等作用。

2. 临床使用阿托品应注意　①用药前必须确认是否存在禁忌证。②告知患者可能出现的副作用，嘱咐患者排便、排尿；避免强光刺激眼睛，用药期间避免驾驶、高空和机械操作。③用药期间应防止阿托品中毒的发生。使用时密切注意体温、心率、瞳孔变化和中枢兴奋症状，大剂量使用前应做好中毒抢救的各项准备。

案例分析二

患者，男，45岁。因上呼吸道感染在某医院就诊，规范使用青霉素第3次时，突然出现心慌、呼吸困难，胸闷，口唇发紫，血压仅63/45mmHg，继而出现昏迷。诊断：过敏性休克。

请问：

应该首选何药抢救？请说明理由。

解析：

应首选肾上腺素治疗。肾上腺素能兴奋心脏，收缩血管，升高血压；扩张支气管，减轻支气管黏膜水肿，缓解呼吸困难；减少过敏介质的释放。

案例分析三

患者，女，42岁。近来失眠、心悸、消瘦、食欲增加。检查发现甲状腺肿大、眼球突出，心率130次/min，T_3、T_4高于正常，诊断为甲状腺功能亢进。医嘱用甲巯咪唑（抗甲状腺药）、普萘洛尔治疗。该患者在用药当晚出现呼吸困难、喘息、不能平卧等哮喘症状。

请问：

1. 用药后患者为什么会出现哮喘？该患者使用普萘洛尔期间应注意什么问题？

2. 为避免出现呼吸困难等症状，你认为可以将普萘洛尔换成什么药？为什么？

解析：

1. 普萘洛尔阻断 β_2 受体，导致支气管平滑肌收缩，诱发哮喘。

使用普萘洛尔期间应注意：①用药剂量个体化，从小剂量开始，逐渐增加剂量，密切观察患者血压及心率变化。②长期使用不可突然停药，可使原来病情加重，须在2周内逐渐减量停药。③该药可诱发加重支气管哮喘，哮喘患者禁用。④严重心功能不全、窦性心动过缓、重度房室传导阻滞患者也禁用。⑤糖尿病患者在使用降血糖药期间，不宜使用此类药物，以免掩盖低血糖症状。

2. 为避免出现呼吸困难等症状，可将普萘洛尔换成阿替洛尔、美托洛尔等，因为它们对 β_2 受体选择性低，非大剂量时，对支气管的影响较小。

综合练习

（一）选择题

A1 型题

1. 乙酰胆碱的主要灭活途径是

    A. 乙酰胆碱酯酶灭活
    B. 氧化酶代谢

    C. 单胺氧化酶代谢
    D. 神经末梢再摄取

    E. 儿茶酚氧位甲基转移酶

2. β 受体兴奋时**不会**引起

    A. 心脏兴奋
    B. 血管收缩

C. 平滑肌松弛   D. 脂肪分解

E. 血糖升高

3. M 样作用**不包括**

A. 瞳孔缩小   B. 腺体分泌增加

C. 骨骼肌收缩   D. 心率减慢

E. 平滑肌收缩

4. β_2 受体主要分布于

A. 皮肤、黏膜血管   B. 支气管平滑肌和冠脉血管

C. 心脏   D. 瞳孔括约肌

E. 唾液腺

5. 主要用于治疗手术后肠麻痹和膀胱麻痹的药物是

A. 毒扁豆碱   B. 新斯的明

C. 山莨菪碱   D. 乙酰胆碱

E. 阿托品

6. 阿托品用于麻醉前给药的主要目的是

A. 防止手术中出血   B. 镇静

C. 减少呼吸道腺体分泌   D. 抑制排尿、排便

E. 协助改善心脏功能

7. 阿托品治疗胃绞痛时,出现口干、心悸等反应属于

A. 兴奋反应   B. 继发反应

C. 后遗作用   D. 副作用

E. 毒性作用

8. 青霉素过敏性休克时,首选的抢救药物是

A. 多巴胺   B. 麻黄碱

C. 肾上腺素   D. 葡萄糖酸钙注射液

E. 山莨菪碱

9. 治疗中毒性休克伴尿量减少的患者最好选用

A. 去甲肾上腺素   B. 肾上腺素

C. 多巴胺   D. 麻黄碱

E. 间羟胺

10. 适用于治疗房室传导阻滞的药物是

A. 去氧肾上腺素   B. 肾上腺素

C. 麻黄碱   D. 异丙肾上腺素

E. 去甲肾上腺素

11. 心脏复苏三联针组成正确的是

    A. 肾上腺素 1mg、阿托品 2mg、利多卡因 10mg

    B. 去甲肾上腺素 1mg、阿托品 2mg、利多卡因 10mg

    C. 肾上腺素 1mg、阿托品 1mg、利多卡因 100mg

    D. 异丙肾上腺素 1mg、阿托品 1mg、利多卡因 10mg

    E. 去甲肾上腺素 1mg、肾上腺素 1mg、利多卡因 10mg

12. 关于异丙肾上腺素的叙述，**错误**的是

    A. 气雾吸入给药治疗支气管哮喘效果较好

    B. 升高收缩压和舒张压

    C. 静脉滴注给药治疗二、三度房室传导阻滞

    D. 心室内注射抢救心搏骤停

    E. 抗休克

13. 兼有 α 受体和 β 受体拮抗作用的药物是

    A. 妥拉唑林   B. 酚妥拉明

    C. 拉贝洛尔   D. 普萘洛尔

    E. 哌唑嗪

14. 酚妥拉明的临床应用**不包括**

    A. 血管痉挛性疾病   B. 支气管哮喘

    C. 抗休克   D. 嗜铬细胞瘤诊断

    E. 心力衰竭

15. 胆碱酯酶抑制药**不包括**

    A. 毛果芸香碱   B. 毒扁豆碱

    C. 新斯的明   D. 加兰他敏

    E. 吡斯的明

16. 肾上腺素与异丙肾上腺素**不同**的是

    A. 兴奋 β_1 受体   B. 兴奋 β_2 受体

    C. 加强心肌收缩力   D. 收缩内脏血管

    E. 扩张骨骼肌血管

17. 因可致局部组织缺血性坏死而**禁用**皮下或肌内注射的是

    A. 肾上腺素   B. 麻黄碱

C. 去甲肾上腺素
D. 间羟胺

E. 去氧肾上腺素

18. 新斯的明一般**不被**用于

    A. 重症肌无力
B. 阿托品中毒

    C. 肌松药过量中毒
D. 手术后腹胀气和尿潴留

    E. 支气管哮喘

19. 有关阿托品药理作用的叙述,**错误**的是

    A. 抑制腺体分泌
B. 扩张血管改善微循环

    C. 中枢抑制作用
D. 松弛内脏平滑肌

    E. 升高眼压,调节麻痹

20. 对 α 受体和 β 受体均有强大的激动作用的是

    A. 去甲肾上腺素
B. 多巴胺

    C. 可乐定
D. 肾上腺素

    E. 多巴酚丁胺

21. 一般而言,β 受体拮抗剂**不可**治疗

    A. 支气管哮喘
B. 过速型心律失常

    C. 心绞痛
D. 高血压

    E. 甲亢

22. 能翻转肾上腺素升压作用的药物是

    A. 间羟胺
B. 普萘洛尔

    C. 阿托品
D. 毒扁豆碱

    E. 酚妥拉明

23. 可用于治疗外周血管痉挛性疾病的药物是

    A. 阿托品
B. 多巴胺

    C. 异丙肾上腺素
D. 酚妥拉明

    E. 东莨菪碱

24. 异丙肾上腺素治疗哮喘最常见的副作用是

    A. 视物模糊
B. 心悸

    C. 直立性低血压
D. 嗜睡

    E. 高血压

25. 过量使用易引起心律失常的药物是

    A. 去甲肾上腺素
B. 间羟胺

C. 肾上腺素   D. 麻黄碱

E. 去氧肾上腺素

26. 肾上腺素**不可**用于治疗

    A. 支气管哮喘急性发作   B. 过敏性休克

    C. 局部止血   D. α受体拮抗剂引起的低血压

    E. 传导阻滞引起的心搏骤停

27. 可以纠正酚妥拉明引起的低血压的药物是

    A. 肾上腺素   B. 异丙肾上腺素

    C. 多巴胺   D. 去甲肾上腺素

    E. 麻黄碱

28. 阿托品化的指征**不包括**

    A. 瞳孔散大   B. 恶心、呕吐

    C. 四肢转暖   D. 肺部啰音减弱或消失

    E. 面色潮红

29. 盐酸消旋山莨菪碱抗感染性休克主要是因为

    A. 抑制迷走神经,使心脏兴奋   B. 扩张血管,改善微循环

    C. 松弛支气管平滑肌   D. 兴奋中枢

    E. 收缩血管,升高血压

30. 去甲肾上腺素的良好代用品是

    A. 麻黄碱   B. 间羟胺

    C. 多巴酚丁胺   D. 去氧肾上腺素

    E. 异丙肾上腺素

31. 兴奋心脏但可使心率减慢的药物是

    A. 肾上腺素   B. 多巴胺

    C. 去甲肾上腺素   D. 间羟胺

    E. 异丙肾上腺素

32. **禁用**2%～4%碳酸氢钠溶液洗胃的毒物是

    A. 乐果   B. 敌百虫

    C. 敌敌畏   D. 对硫磷

    E. 马拉硫磷

33. 阿托品抗休克的主要机制是

    A. 心率加快,增加心排血量   B. 扩张血管,改善微循环

C. 扩张支气管,降低气道阻力　　　　D. 兴奋中枢,改善呼吸

E. 收缩血管,升高血压

34. 阿托品对内脏平滑肌松弛作用最明显的是

    A. 子宫平滑肌　　　　　　　　　　B. 胆管、输尿管平滑肌

    C. 支气管平滑肌　　　　　　　　　D. 痉挛状态的胃肠道平滑肌

    E. 血管平滑肌

35. 阿托品**禁用于**

    A. 肠痉挛　　　　　　　　　　　　B. 虹膜睫状体炎

    C. 溃疡病　　　　　　　　　　　　D. 青光眼

    E. 胆绞痛

36. 阿托品对眼的作用是

    A. 散瞳,升高眼压,视远物模糊　　B. 缩瞳,升高眼压,视近物模糊

    C. 散瞳,降低眼压,视近物模糊　　D. 散瞳,降低眼压,视远物清楚

    E. 散瞳,升高眼压,视近物模糊

37. 能引起调节麻痹的药物是

    A. 肾上腺素　　　　　　　　　　　B. 筒箭毒碱

    C. 酚妥拉明　　　　　　　　　　　D. 毛果芸香碱

    E. 阿托品

38. 有中枢抑制作用的 M 受体拮抗剂是

    A. 阿托品　　　　　　　　　　　　B. 山莨菪碱

    C. 东莨菪碱　　　　　　　　　　　D. 溴丙胺太林

    E. 后马托品

39. 关于 β 受体拮抗剂的应用注意事项,**错误**的是

    A. 久用不能突然停药　　　　　　　B. 支气管哮喘患者禁用

    C. 心脏传导阻滞禁用　　　　　　　D. 心绞痛患者禁用

    E. 严重心功能不全者禁用

40. 新斯的明过量可致

    A. 中枢兴奋　　　　　　　　　　　B. 中枢抑制

    C. 胆碱能危象　　　　　　　　　　D. 窦性心动过速

    E. 青光眼加重

41. 新斯的明最强的作用是

    A. 兴奋胃肠道平滑肌　　　　　　　B. 兴奋膀胱平滑肌

C. 缩小瞳孔
D. 兴奋骨骼肌

E. 增强腺体分泌

42. **不属于** α受体拮抗剂的是

A. 妥拉苏林
B. 阿替洛尔

C. 酚妥拉明
D. 哌唑嗪

E. 酚苄明

43. 毛果芸香碱**不具有**的药理作用是

A. 腺体分泌增加
B. 心率减慢

C. 眼压降低
D. 胃肠平滑肌收缩

E. 骨骼肌收缩

44. 晕车、晕船者,乘车或船前半小时可口服的药物是

A. 阿托品
B. 溴丙胺太林

C. 山莨菪碱
D. 东莨菪碱

E. 贝那替秦

45. 关于普萘洛尔的应用,**错误**的是

A. 快速型心律失常
B. 伴支气管哮喘的高血压患者

C. 甲状腺功能亢进
D. 心绞痛

E. 心功能不全

46. 治疗过敏性休克首选

A. 抗组胺药
B. 糖皮质激素

C. 肾上腺素
D. 酚妥拉明

E. 异丙肾上腺素

47. 肾上腺素与局麻药配伍应用的主要原因是

A. 兴奋心脏

B. 升高血压

C. 延缓局麻药的吸收,延长麻醉时间

D. 防止心搏骤停

E. 提高机体代谢

48. 对肾和肠系膜血管扩张作用强的药物是

A. 异丙肾上腺素
B. 间羟胺

C. 麻黄碱
D. 多巴胺

E. 肾上腺素

49. 麻黄碱与肾上腺素相比,作用特点是

    A. 升压作用弱而持久,易产生耐受性

    B. 可口服,无耐受性及中枢兴奋作用

    C. 作用较弱,维持时间短

    D. 作用较强,维持时间长

    E. 无耐受性,维持时间长

50. 可以帮助诊断嗜铬细胞瘤的药物是

    A. 普萘洛尔   B. 酚苄明

    C. 组胺   D. 哌唑嗪

    E. 酚妥拉明

51. 普萘洛尔的作用特点是

    A. 有内在拟交感活性   B. 口服生物利用度个体差异大

    C. 无膜稳定作用   D. 以原型经肾排泄

    E. 促进肾素的释放

52. 有内在拟交感活性的受体拮抗剂是

    A. 普萘洛尔   B. 噻吗洛尔

    C. 吲哚洛尔   D. 阿替洛尔

    E. 美托洛尔

A2 型题

53. 患者,女,28 岁。患雷诺病,除应采用防寒保暖措施外,还可用来治疗的药物是

    A. 多巴胺   B. 酚妥拉明

    C. 阿托品   D. 麻黄碱

    E. 普萘洛尔

54. 患者,女,40 岁。近半年常感心慌、气短、眩晕。心电图诊断:阵发性室上性心动过速,治疗的药物是

    A. 新斯的明   B. 毛果芸香碱

    C. 吡斯的明   D. 乙酰胆碱

    E. 毒扁豆碱

55. 患者,女,68 岁。患青光眼,用 1% 毛果芸香碱滴眼液治疗,该患者**不会**出现

    A. 缩瞳   B. 降低眼压

C. 调节痉挛   D. 导致远视

E. 导致近视

56. 患者,男,28岁。近来常感到四肢无力,活动后加重,经检查被诊断为重症肌无力,治疗的药物是

A. 乙酰胆碱   B. 毛果芸香碱

C. 新斯的明   D. 毒扁豆碱

E. 阿托品

57. 患者因严重腹泻伴高热、昏睡入院,诊为"中毒性菌痢""感染性休克"。下列护理措施中,**错误**的是

A. 抗感染   B. 关注血压,补足血容量

C. 用大剂量阿托品   D. 关注体温,必要时给予物理降温

E. 抗毒

58. 患者右手食指针刺样疼痛,局部肿胀、苍白,被诊断为化脓性指头炎,拟在局部麻醉下施行手术切开引流。下列做法,**错误**的是

A. 在局麻药中加0.1%肾上腺素

B. 宜用高浓度的局麻药,以减少药液体积

C. 限制局麻药的用量

D. 普鲁卡因用药前需要皮试

E. 手术前给予东莨菪碱

A3 型题

59～60题共用题干

患者,男,60岁。有肝硬化史,2h前突感腹胀不适,继而呕鲜红色血。

59. 立即止血的方法是

A. 肾上腺素皮下注射   B. 肾上腺素肌内注射

C. 去甲肾上腺素稀释后口服   D. 去氧肾上腺素静脉滴注

E. 异丙肾上腺素气雾吸入

60. 该药还可用于

A. 休克   B. 高血压

C. 肾衰竭   D. 动脉硬化

E. 器质性心脏病

61～62题共用题干

患者,男,45岁。近来自觉四肢无力,活动后加重,经检查被诊断为重症肌无

力,用新斯的明治疗过程中出现"胆碱能危象"。

61. 处理方法是

    A. 增加药量
            B. 减少药量

    C. 用阿托品和氯解磷定
    D. 用琥珀胆碱

    E. 用尼可刹米对抗

62. 新斯的明引发的"胆碱能危象"指

    A. 用药量不足,难达到药效
    B. 用药量过大,肌无力加重

    C. 用药量过大,肌张力亢进
    D. 用药量过大,中枢兴奋

    E. 用药量过大,中枢抑制

63～64题共用题干

患者,男,17岁。进食辛辣食物后,突发上腹部绞痛,初步诊断为胃肠绞痛。

63. 下列药物中,较为适合治疗的药物是

    A. 阿司匹林
            B. 哌替啶

    C. 阿托品
            D. 毛果芸香碱

    E. 新斯的明

64. 该药最常见的不良反应是

    A. 口干舌燥
            B. 瞳孔缩小

    C. 心率减慢
            D. 眼压降低

    E. 中枢抑制

65～66题共用题干

患者,女,16岁。因急性扁桃体炎用青霉素治疗。青霉素皮试(－),静脉滴注青霉素2min后突然出现面色苍白、四肢厥冷、脉搏细速,血压下降。

65. 此时,除了立即停用青霉素外,还应立即用来进行抢救的药物是

    A. 苯海拉明
            B. 异丙嗪

    C. 肾上腺
            D. 去甲肾上腺素

    E. 间羟胺

66. 该药还可用于

    A. 上消化出血
            B. 手术麻痹引起的低血压

    C. 预防支气管哮喘
    D. 皮肤黏膜变态反应性疾病

    E. 与局麻药配伍

67～69题共用题干

患者,女,35岁。数周前患上呼吸道感染,近日出现心悸、乏力、眩晕等症状。

心率: 110次/min。心电图检查: 窦性心动过速。

67. 可用来治疗的药物是

    A. 阿托品   B. 异丙肾上腺素

    C. 酚妥拉明   D. 普萘洛尔

    E. 间羟胺

68. 此药还可用于

    A. 甲状腺功能亢进   B. 窦性心动过缓

    C. 雷诺病   D. 肺水肿

    E. 重度房室传导阻滞

69. 此药**不能**用于

    A. 心绞痛   B. 高血压

    C. 支气管哮喘   D. 充血性心力衰竭

    E. 嗜铬细胞瘤

A4 型题

70~72题共用题干

患者,男,50岁。神经性休克早期,给予去甲肾上腺素静脉滴注。

70. 滴注时应严密注意的情况中**不包括**

    A. 血压变化   B. 心率变化

    C. 注射局部皮肤颜色、温度等变化   D. 尿量变化

    E. 支气管平滑肌痉挛

71. 观察中发现药液外漏,此时除应更换注射部位、局部热敷外,还应给予局部浸润注射的药物是

    A. 阿托品   B. 多巴胺

    C. 酚妥拉明   D. 普萘洛尔

    E. 拉贝洛尔

72. 下列操作中,**不合理**的操作是

    A. 根据血压酌情调整滴速,滴速为 4~8mg/min,极量为 25mg/min

    B. 收缩压保持 90mmHg(约 12kPa)

    C. 尿量不少于 25ml/h

    D. 静脉滴注 8h 后每间隔 1h 观察注射部位,如有皮肤苍白,应立即更换注射部位等

    E. 血压稳定后可立即停药

73~76题共用题干

患者,女,36岁。误服"对硫磷"后,被家属送来急诊。查体:瞳孔极度缩小、肌震颤、躁动不安。医护人员迅速给予洗胃,并进行药物治疗。

73. 下列洗胃液中,**错误**的是
    A. 2%碳酸氢钠溶液   B. 温水
    C. 茶水   D. 生理盐水
    E. 1∶5 000高锰酸钾

74. 应选用治疗的药物组合是
    A. 阿托品+地西泮   B. 碘解磷定
    C. 氯解磷定+地西泮   D. 氯解磷定+阿托品
    E. 阿托品+碘解磷定+地西泮

75. 应用阿托品治疗**不能**缓解的症状是
    A. 多汗、流涎   B. 恶心、呕吐、腹泻
    C. 肺部湿啰音   D. 头痛、头晕
    E. 肌束震颤

76. 在应用阿托品治疗时,下列措施中**错误**的是
    A. 用量应根据中毒程度适量掌握   B. 重度中毒时必须早期、足量给药
    C. 重度中毒时应静脉给药   D. 达阿托品化后应立即停药
    E. 与胆碱酯酶复活药合用时应减少阿托品用量

(二)判断题

1. 氯解磷定禁止与碱性药物混合使用。(　　　)
2. 胆碱酯酶复活药剂量过大,反可抑制胆碱酯酶加重有机磷中毒程度。(　　　)
3. 氯丙嗪引起的低血压可用肾上腺素纠正。(　　　)
4. 异丙肾上腺素吸入给药可迅速控制支气管哮喘急性发作,可反复给药。(　　　)
5. 去甲肾上腺素收缩血管作用强,可使血压明显升高,是抗休克的常用药。(　　　)
6. 突触前膜的α受体兴奋可促进神经末梢释放NA。(　　　)
7. 长期应用普萘洛尔突然停药可出现"反跳"现象。(　　　)
8. 骨骼肌松弛药过量引起中毒,可用新斯的明解救。(　　　)

(三)填空题

1. 毛果芸香碱激动_____受体,使瞳孔_____、眼压_____、导致调节_____,用于治疗_____。

2. 选择性α₁受体拮抗剂为_____,选择性β₁受体拮抗剂为_____。

3. 肾上腺素的用途有_____、_____、_____、_____、_____。

4. 有机磷中毒机制是_____，产生_____、_____和中枢症状。其解救药物有_____和_____两类。

5. 多巴胺可激动_____受体和_____受体，使心脏_____，内脏供血_____，肾功能变快及尿量_____，可用于治疗_____及_____。

6. 普萘洛尔属于_____药。临床主要用于_____、_____、_____、_____和_____的辅助治疗。

7. 氯解磷定解救有机磷酸酯类中毒的机制是既能_____又能_____，主要消除患者的_____症状。阿托品可消除有机磷中毒的_____和_____症状，不能消除_____症状。

（四）简答题

1. 简述阿托品的临床用途。

2. 肾上腺素为什么是治疗过敏性休克的首选药？

3. 简述 β 受体拮抗剂的作用和临床用途。

4. 应用去甲肾上腺素抗休克护理中应注意哪些问题？

5. 应用 α 受体拮抗剂引起的低血压能否用肾上腺素升压？为什么？

6. 简述多巴胺抗休克的优点。

参考答案

（一）选择题

1. A　2. B　3. C　4. B　5. B　6. C　7. D　8. C　9. C
10. D　11. C　12. B　13. C　14. B　15. A　16. D　17. C　18. E
19. C　20. D　21. A　22. E　23. D　24. B　25. C　26. D　27. D
28. B　29. B　30. B　31. C　32. B　33. B　34. D　35. D　36. E
37. E　38. C　39. D　40. C　41. D　42. B　43. E　44. D　45. B
46. C　47. C　48. D　49. A　50. E　51. B　52. C　53. B　54. A
55. D　56. C　57. C　58. A　59. C　60. A　61. C　62. B　63. C
64. A　65. C　66. E　67. D　68. A　69. C　70. E　71. C　72. E
73. E　74. D　75. E　76. D

（二）判断题

1. √　2. √　3. ×　4. ×　5. ×　6. ×　7. √　8. ×

（三）填空题

1. M　缩小　降低　痉挛　闭角型青光眼

2. 哌唑嗪　阿替洛尔

3. 心搏骤停　过敏性休克　支气管哮喘　局部止血　与局麻药配伍

4. 难逆性抑制胆碱酯酶使乙酰胆碱蓄积　M样　N样　胆碱酯酶复活药　M受体拮抗剂

5. 多巴胺　α　兴奋　增加　增多　各种休克　急性肾损伤

6. β受体拮抗剂　高血压　心绞痛　缓慢型心律失常　肥厚型心肌病　甲亢

7. 与游离的有机磷酸酯类结合成无毒物质排出　使失活的胆碱酯酶复活　骨骼肌震颤　M样症状　部分中枢　N样

（四）简答题

1. 略。

2. 略。

3. β受体拮抗剂的作用是：①心脏抑制；②骨骼肌冠脉血管扩张；③肾素释放减少；④支气管平滑肌收缩等；可用于治疗快速型心律失常、高血压、稳定型心绞痛、肥厚型心肌病等以及甲亢的辅助治疗。

4. 应用去甲肾上腺素抗休克时应注意：①观察注射部位皮肤颜色的变化，如有药液外漏或皮肤苍白等应立即更换注射部位，原注射部位热敷并用酚妥拉明或普鲁卡因局部注射。②用药过程中应随时监测血压和尿量，保持收缩压 90mmHg（约12kPa）、尿量不少于 25ml/h，并根据血压情况酌情调整滴速。③长时间静脉滴注去甲肾上腺素应逐渐减慢滴速后停药。

5. α受体拮抗剂引起的低血压不可用肾上腺素升压，因肾上腺素的升压作用与α、β受体激动有关。如α受体拮抗后，肾上腺素只保留了β效应，可使血管扩张（β$_2$效应），肾上腺素的升压作用可"翻转"。

6. 多巴胺可激动β$_1$受体和多巴胺受体。心脏的β$_1$受体激动，心脏兴奋，心排血量增加，收缩压升高的同时，肠系膜、肾等重要脏器的血管扩张（多巴胺受体激动），内脏供血增加；此外，肾脏的排钠利尿作用增加，尿量增加，可有效改善休克时的肾脏缺血、尿量减少等情况。

（潘建萍）

项目三 ｜ 中枢神经系统药物与用药护理

知识要点

知识点		学习提示
镇静催眠药	地西泮	1. 抗焦虑作用　临床主要用于治疗多种原因引起的焦虑症 2. 催眠作用　常用量可产生近似生理性睡眠作用,主要用于各种失眠,尤其对焦虑性失眠疗效好;也可用于麻醉前给药等 3. 肌肉松弛作用　具有较强的肌肉松弛作用,且不影响正常骨骼肌的活动,临床用于各种原因引起的肌肉痉挛及肌紧张性头痛、炎症引起的反射性肌肉痉挛
	佐匹克隆	新型催眠药,具有高效、低毒、成瘾性小的特点;优点是入睡快、睡眠时间延长,可加深睡眠,不良反应轻
	巴比妥类	随剂量增加产生镇静、催眠、抗惊厥和麻醉作用。不良反应较重,镇静催眠少用;苯巴比妥常用于抗惊厥和抗癫痫;硫喷妥钠用于静脉麻醉
抗癫痫药		1. 强直-阵挛性发作(大发作)首选苯妥英钠 2. 失神性发作(小发作)首选乙琥胺 3. 大发作合并小发作首选丙戊酸钠 4. 复杂部分性发作首选卡马西平 5. 癫痫持续状态首选静脉给予地西泮
抗帕金森病药	左旋多巴	属于拟多巴胺类药,左旋多巴和卡比多巴合用首选治疗帕金森病;但对抗精神病药所致的帕金森综合征无效
	苯海索	主要用于不能耐受拟多巴胺类药的帕金森病患者,也可用于抗精神病药所致的帕金森综合征
抗阿尔茨海默病药		1. 胆碱酯酶抑制药　多奈哌齐、利斯的明、石杉碱甲、加兰他敏 2. N-甲基-D-天冬氨酸(NMDA)受体非竞争性拮抗药　美金刚

知识点		学习提示
抗精神分裂症药	氯丙嗪	1. 对中枢神经系统的作用 （1）镇静、安定、抗精神病作用：临床主要用于治疗精神分裂症 （2）镇吐作用：小剂量抑制延髓催吐化学感受区（CTZ 区）的多巴胺受体，大剂量能直接抑制呕吐中枢，临床用于镇吐及对顽固性呃逆 （3）抑制体温调节中枢：氯丙嗪与中枢抑制药（异丙嗪、哌替啶）组成"冬眠合剂"，临床用于"人工冬眠" （4）加强中枢抑制药的作用：本药可加强麻醉药、镇静催眠药、镇痛药及乙醇的作用 2. 对自主神经系统的影响　是一些不良反应的主要原因 3. 对内分泌系统的影响　乳房肿大、溢乳、性功能障碍、肾上腺皮质功能减退、影响儿童生长发育
抗心境障碍药	抗抑郁药	1. 三环类抗抑郁药　如丙米嗪 2. 选择性 5- 羟色胺再摄取抑制药　如氟西汀 3. NA 再摄取抑制药　如马替普林 4. 其他抗抑郁药　如文拉法辛
	抗躁狂药	碳酸锂
镇痛药	吗啡	1. 中枢神经系统　镇痛、镇静作用——临床上仅用于其他镇痛药无效的急性锐痛；抑制呼吸——治疗心源性哮喘；镇咳——因易产生成瘾性，常用可待因替代 2. 平滑肌　提高胃肠道平滑肌和括约肌张力，可引起便秘；促进胆道括约肌收缩，严重者引起胆绞痛；降低子宫张力、收缩频率和收缩幅度，延长产妇分娩时程；提高膀胱外括约肌张力和膀胱容积，引起尿潴留；大剂量可引起支气管收缩，诱发或加重哮喘，认为与促进柱状细胞释放组胺有关 3. 扩张血管平滑肌，促进组胺释放，引起直立性低血压；吗啡抑制呼吸，导致二氧化碳潴留，脑血管扩张，引起颅内压升高 4. 抑制淋巴细胞增殖，抑制人类免疫缺陷病毒(human immunodeficiency virus，HIV)蛋白诱导的免疫反应
	哌替啶	人工合成镇痛药。与吗啡比较，止痛不止咳，催吐不缩瞳，呼吸抑制持续时间短。镇痛作用弱于吗啡，成瘾性也比吗啡轻，常代替吗啡用于镇痛

知识点		学习提示
解热镇痛抗炎药	阿司匹林	1. 解热镇痛及抗炎抗风湿作用　为风湿性和类风湿性关节炎对症治疗的首选药 2. 影响血小板的功能　小剂量防止血小板聚集及血栓形成，用于防止血栓形成；大剂量促进血栓形成

难点解析

（一）长期大量应用氯丙嗪时常见的锥体外系反应

1. 帕金森综合征　肌张力增强、面容呆板、动作迟缓、肌肉震颤及流涎等。

2. 急性肌张力障碍　强迫性张口、伸舌、斜颈、呼吸运动障碍及吞咽困难等。

3. 静坐不能　坐立不安、反复徘徊。

4. 迟发性运动障碍　口、面部不自主地刻板运动、舞蹈样手足徐动症。

前三种情况可用减少药量、停药来减轻或消除，也可用中枢性抗胆碱药如苯海索加以缓解。迟发性运动障碍症状通常较轻，但一旦发展为严重病例，则进一步降低患者的生活质量，可换用氯氮平。

（二）氯丙嗪引起的直立性低血压不能用肾上腺素纠正

氯丙嗪是抗精神分裂症药。其作用主要通过阻断中枢的多巴胺（dopamine，DA）受体及外周的 α 受体和 M 受体产生作用。氯丙嗪可阻断外周的 α 受体，使血管平滑肌松弛，扩张血管形成直立性低血压。如使用肾上腺素纠正低血压时，由于阻断了 α 受体，肾上腺素只能激动 β 受体，产生肾上腺素升压作用的翻转，所以不能使用肾上腺素来纠正氯丙嗪引起的直立性低血压，应该使用去甲肾上腺素。

（三）解热镇痛药阿司匹林的药物作用与氯丙嗪和哌替啶作用的比较

药物	作用机制	降温特点	临床意义
阿司匹林	抑制体温调节中枢前列腺素合成酶	发热的体温降到正常	用于发热
氯丙嗪	抑制体温调节中枢	发热或正常体温降至正常以下（配合物理降温）	用于人工冬眠

药物	作用机制	镇痛作用机制和部位	成瘾性
阿司匹林	慢性、中度钝痛效果好 创伤性剧痛及内脏绞痛无效	抑制前列腺素合成酶 镇痛作用部位在外周炎症部位	无

药物	作用机制	镇痛作用机制和部位	成瘾性
哌替啶	对急性锐痛及慢性钝痛均有效	激动阿片受体 镇痛作用部位在中枢	有

（四）阿司匹林对凝血系统的影响

1. 小剂量阿司匹林（75～150mg/d）抑制血小板环氧合酶，减少血小板中血栓素A_2（TXA_2）的生成而防止血小板聚集及血栓形成，发挥抗凝作用。

2. 大剂量阿司匹林能抑制血管壁中环氧合酶，减少前列环素合成，促进血栓形成。大剂量长期使用可抑制凝血酶原的形成，引起凝血障碍，加重出血倾向，可以选用维生素K来对抗。

巩固提高

案例分析一

患者，女，20岁。1d前出现头痛、发冷、流清涕、全身乏力，体温37.6℃，昨日到药店购买酚氨咖敏片服用但效果不明显，仍然发热、头痛、流涕、轻微咳嗽。其治病心切来药店要求药师增加药物与用药量，药师向她讲解并推荐使用阿司匹林和维生素C泡腾片。

请问：

1. 患者存在什么用药误区？

2. 如何正确使用感冒药的复方制剂？

解析：

1. 治疗疾病时药物要对症治疗和/或对因治疗。每种药物有效能，需要在肝脏、肾脏代谢，如通过增加剂量来增强疗效会产生肝肾毒性，同时也不一定能增强疗效。

2. 正确选择感冒药是治疗感冒的首要措施：①伪麻黄碱是对抗鼻咽症状的药物，用于消除鼻塞、流涕等鼻黏膜症状。②咖啡因可收缩脑血管，缓解脑血管扩张引起的头痛症状，对偏头痛也有一定疗效。③抗组胺药，如氯苯那敏，可以抗过敏，减轻鼻塞，但会带来嗜睡、倦怠等中枢抑制不良反应，对从事精密工作的患者存在不安全性。④右美沙芬是作用强、无成瘾性的中枢镇咳药，用于缓解咳嗽。⑤由于流行性感冒病毒（简称流感病毒）和其他呼吸道病毒的变异性强，目前无理想抗病毒药，可选金刚烷胺、利韦巴林等提高疗效。⑥维生素C以及某些中药（如金银花、连翘、人工牛黄等）也经常出现在感冒药配方中，以提高疗效。

临床用药时为改善症状，提高疗效，减少不良反应，应针对患者的症状选择解热镇痛抗炎药的复方制剂以缓解普通感冒或流行性感冒引起的各种症状。

案例分析二

患者，男，30岁。肝癌晚期，极度消瘦，在皮下注射吗啡时出现昏迷，所见呼吸高度抑制，瞳孔极度缩小。

请问：

1. 判断患者出现上述症状的原因？

2. 作为护士，在使用此药物时应注意什么？

解析：

1. 患者极度消瘦，皮下注射吗啡后出现昏迷，呼吸高度抑制，瞳孔极度缩小，是吗啡中毒的表现。

2. 护士在给患者皮下注射吗啡治疗时，应注意：

（1）评估患者的基本情况，患者极度消瘦，皮下注射给药时注意回抽，防止药物进入血管。

（2）用药实施中要注意药物的浓度和给药的速度。用药期间应定时监测血压、呼吸有无变化，舌、唇、甲床有无发绀。用药过程中出现呼吸频率减慢、瞳孔缩小、嗜睡等，应及时通知医生，以便及时停药；呼吸低于6次/min，出现发绀，须辅助呼吸。

（3）应告知患者在用药期间戒烟、酒，以免加深呼吸抑制。

综合练习

（一）选择题

A1 型题

1. 胃溃疡患者因感冒引起头痛、发热，在下述药物中，合适的药物是

    A. 阿司匹林   B. 吲哚美辛

    C. 对乙酰氨基酚   D. 保泰松

    E. 双氯芬酸

2. 对于苯巴比妥急性中毒，为加速排泄应选用下列用来静脉滴注的药物是

    A. 5% 葡萄糖注射液   B. 5% 碳酸氢钠溶液

    C. 低分子右旋糖酐   D. 甘露醇

    E. 生理盐水

3. 下列**不是**苯二氮䓬类不良反应的症状是

    A. 困倦   B. 嗜睡

    C. 焦虑   D. 耐受性

    E. 依赖性

4. 下列对地西泮作用的描述，**错误**的是

    A. 抗焦虑   B. 抗抑郁

    C. 抗惊厥   D. 镇静

    E. 催眠

5. 地西泮急性中毒的特效解毒药是

    A. 阿托品   B. 肾上腺素

    C. 维生素 K   D. 氟马西尼

    E. 尼可刹米

6. 下列**不属于**吗啡的作用的是

    A. 镇咳   B. 镇吐

    C. 镇痛   D. 抑制呼吸

    E. 支气管平滑肌收缩

7. 癫痫持续状态首选

    A. 地西泮   B. 硝西泮

    C. 氯硝西泮   D. 苯巴比妥

    E. 水合氯醛

8. 属于阿片受体拮抗剂的是

    A. 吗啡   B. 哌替啶

    C. 喷他佐辛   D. 芬太尼

    E. 纳洛酮

9. 腹部手术术后止痛**不使用**吗啡的主要原因是

    A. 抑制呼吸   B. 引起腹泻

    C. 引起便秘   D. 引起肌肉震颤

    E. 引起刺激性干咳

10. 下列降温作用最强的情况是

    A. 氯丙嗪＋阿司匹林   B. 氯丙嗪＋哌替啶

    C. 氯丙嗪＋异丙嗪   D. 氯丙嗪＋物理降温

    E. 阿司匹林

11. 常用的抗惊厥药是

    A. 唑吡坦   B. 异戊巴比妥

    C. 司可巴比妥   D. 地西泮

    E. 硫喷妥钠

12. 地西泮**不用于**

    A. 麻醉前给药   B. 焦虑症或焦虑性失眠

    C. 热性惊厥   D. 癫痫持续状态

    E. 诱导麻醉

13. 下列药物**不能**使瞳孔缩小的是

    A. 毛果芸香碱   B. 哌替啶

    C. 吗啡   D. 去氧肾上腺素

    E. 毒扁豆碱

14. 伴有抑郁症的焦虑症患者治疗首选

    A. 地西泮   B. 硝西泮

    C. 苯巴比妥   D. 艾司唑仑

    E. 阿普唑仑

15. 有关对乙酰氨基酚的叙述,**错误**的是

    A. 有较强的解热镇痛作用   B. 抗炎抗风湿作用较弱

    C. 主要用于感冒发热   D. 长期应用可产生依赖性

    E. 不良反应少,但能造成肝脏的损害

16. 发热患者在应用阿司匹林过程中患者出现了哮喘,此时应换用

    A. 对乙酰氨基酚   B. 特布他林

    C. 哌替啶   D. 布洛芬

    E. 美沙酮

17. 抗惊厥时采取直肠给药的镇静催眠药是

    A. 地西泮   B. 苯巴比妥

    C. 水合氯醛   D. 三唑仑

    E. 阿普唑仑

18. 氯丙嗪对下列呕吐**无效**的是

    A. 精神分裂症   B. 痛症引起的呕吐

    C. 顽固性呃逆   D. 晕动症的呕吐

    E. 人工冬眠疗法

19. 阿司匹林的不良反应**不包括**

    A. 胃肠道反应   B. 凝血障碍

    C. 成瘾性   D. 过敏反应

    E. 水杨酸反应

20. 下列为广谱抗癫痫药的药物是

    A. 苯妥英钠   B. 丙戊酸钠

    C. 乙琥胺   D. 硝西泮

    E. 苯巴比妥

21. 癫痫大发作的首选药

    A. 丙戊酸钠   B. 乙琥胺

    C. 卡马西平   D. 苯妥英钠

    E. 地西泮

22. 下列关于阿司匹林的叙述, 正确的是

    A. 只降低发热者体温, 不影响正常体温

    B. 采用大剂量可预防血栓形成

    C. 镇痛作用与哌替啶相当

    D. 几乎无抗炎作用

    E. 胃肠道反应轻微

23. 苯妥英钠的不良反应**不包括**

    A. 牙龈增生   B. 巨幼细胞贫血

    C. 共济失调   D. 恶心、呕吐

    E. 惊厥

24. 吗啡可用于的疼痛种类是

    A. 诊断未明的急腹症   B. 分娩止痛

    C. 颅脑外伤   D. 癌症剧痛

    E. 胃肠绞痛

25. 增加左旋多巴疗效, 减少不良反应的药物是

    A. 卡比多巴   B. 苯海索

    C. 维生素 B_6 D. 利血平

    E. 碳酸锂

26. 下列主要用于静脉麻醉的药物是

    A. 地西泮   B. 苯巴比妥

C. 硫喷妥钠   D. 三唑仑

E. 硫酸镁

27. 下列是多巴脱羧酶抑制药的药物是

     A. 卡比多巴   B. 金刚烷胺

     C. 溴隐亭   D. 左旋多巴

     E. 苯海索

28. 具有抗病毒作用的抗帕金森病药是

     A. 卡比多巴   B. 金刚烷胺

     C. 溴隐亭   D. 苯海索

     E. 左旋多巴

29. 对抗氯丙嗪引起的低血压的药物是

     A. 异丙肾上腺素   B. 肾上腺素

     C. 多巴胺   D. 去甲肾上腺素

     E. 麻黄碱

30. 阿司匹林预防脑血管栓塞应采用

     A. 大剂量短疗程   B. 大剂量长疗程

     C. 小剂量长疗程   D. 中剂量长疗程

     E. 中剂量短疗程

31. **禁止**与左旋多巴合用的药物是

     A. 卡比多巴   B. 多巴胺

     C. 维生素 B_2 D. 维生素 B_6

     E. 苯海索

32. 氯丙嗪的药理作用**不包括**

     A. 抗精神病   B. 调节体温

     C. 升高血压   D. 镇吐

     E. 加强中枢抑制药的作用

33. 抗精神病药引起的帕金森综合征可用于缓解的药物是

     A. 溴隐亭   B. 苯海索

     C. 左旋多巴   D. 卡比多巴

     E. 氯丙嗪

34. 属于部分阿片受体激动剂,和吗啡合用,使吗啡作用减弱的是

     A. 罗通定   B. 哌替啶

C. 喷他佐辛   D. 芬太尼

E. 纳洛酮

35. 冬眠合剂的组成是

    A. 氯丙嗪   B. 异丙嗪

    C. 哌替啶   D. 氯丙嗪 + 异丙嗪 + 哌替啶

    E. 氯丙嗪 + 异丙嗪

36. 碳酸锂主要用于治疗

    A. 抑郁症   B. 躁狂症

    C. 精神分裂症   D. 焦虑症

    E. 癫痫

37. 吗啡的作用有

    A. 镇痛、镇静、止吐   B. 镇痛、镇静、抑制呼吸

    C. 镇痛、镇静、兴奋呼吸   D. 镇痛、欣快、止吐

    E. 镇痛、欣快、散瞳

38. 氯丙嗪降温作用主要是由于

    A. 抑制前列腺素合成   B. 抑制大脑边缘系统

    C. 抑制体温调节中枢   D. 阻断纹状体多巴胺受体

    E. 阻断外周 α 受体

39. 已列入非麻醉品的镇痛药是

    A. 哌替啶   B. 芬太尼

    C. 阿法罗定   D. 喷他佐辛

    E. 美沙酮

40. 吗啡中毒死亡的主要原因是

    A. 昏迷   B. 血压下降

    C. 呼吸麻痹   D. 肾衰竭

    E. 心力衰竭

41. 解热镇痛药的共同作用机制是

    A. 激动中枢阿片受体   B. 抑制末梢痛觉感受器

    C. 抑制前列腺素合成   D. 抑制传入神经的冲动传导

    E. 主要抑制中枢神经系统

42. 癫痫小发作首选药是

    A. 地西泮   B. 苯妥英钠

C. 乙琥胺   D. 苯巴比妥

E. 卡马西平

43. 几乎**没有**抗炎、抗风湿作用的药物是

     A. 双氯芬酸   B. 阿司匹林

     C. 尼美舒利   D. 对乙酰氨基酚

     E. 布洛芬

44. 阿司匹林引起的不良反应最为常见的是

     A. 胃肠道反应   B. 凝血障碍

     C. 诱发哮喘   D. 水杨酸反应

     E. 瑞氏综合征

45. 下列对丙米嗪的描述,**错误**的是

     A. 属于三环类抗抑郁药   B. 能引起阿托品样作用

     C. 用于抑郁症急性发作的治疗   D. 用于各型抑郁症治疗

     E. 可引起直立性低血压

46. 丙米嗪主要用于治疗

     A. 帕金森病   B. 精神分裂症

     C. 躁狂症   D. 抑郁症

     E. 焦虑症

47. 治疗新生儿窒息常选用

     A. 哌甲酯   B. 咖啡因

     C. 洛贝林   D. 尼可刹米

     E. 二甲弗林

48. 属于抑制 NA 和 5-羟色胺再摄取的药物是

     A. 丙米嗪   B. 氟西汀

     C. 马普替林   D. 吗氯贝胺

     E. 帕罗西汀

49. 属于 5-羟色胺再摄取抑制药是

     A. 马普替林   B. 米氮平

     C. 帕罗西汀   D. 阿米替林

     E. 吗氯贝胺

50. 小儿注意缺陷障碍(伴多动)的常用药物是

     A. 咖啡因   B. 哌甲酯

C. 胞磷胆碱   D. 甲氯芬酯

E. 地西泮

51. 用阿司匹林治疗风湿性关节炎，治疗目的是

     A. 对症治疗   B. 预防作用

     C. 对因治疗   D. 补充治疗

     E. 副作用

52. 咖啡因常用来配伍治疗偏头痛的药物是

     A. 阿司匹林   B. 氯苯那敏

     C. 双氯芬酸   D. 麦角胺

     E. 麦角新碱

53. 中枢兴奋药的共同不良反应是

     A. 心动过速   B. 惊厥

     C. 升高血压   D. 头疼、头晕

     E. 肌张力增高

54. 丙米嗪主要用于治疗

     A. 帕金森病   B. 精神分裂症

     C. 焦虑症   D. 躁狂症

     E. 抑郁症

55. **不属于**抗抑郁药的是

     A. 氟西汀   B. 阿米替林

     C. 氯氮平   D. 米氮平

     E. 文拉法辛

56. 苯巴比妥**不适用于**

     A. 麻醉前给药   B. 失眠

     C. 惊厥   D. 癫痫

     E. 抑郁症

57. 对地西泮的概述，**错误**的是

     A. 能辅助治疗癫痫大、小发作   B. 治疗精神分裂症

     C. 有广谱抗惊厥作用   D. 破伤风的辅助治疗

     E. 具有镇静、催眠，抗焦虑作用

58. 丙米嗪对以下病症疗效较好的是

     A. 精神分裂症的抑郁状态   B. 精神分裂症的躁狂状态

C. 内源性抑郁症   D. 躁狂症

E. 焦虑症

59. 碳酸锂的下述不良反应中，**错误**的是

A. 恶心、呕吐   B. 口干、腹泻

C. 引起抑郁症状   D. 糖尿病患者慎用

E. 过量引起意识障碍，共济失调

60. 治疗癫痫复杂局限性发作最有效的药物是

A. 苯巴比妥   B. 卡马西平

C. 司可巴比妥   D. 硝西泮

E. 戊巴比妥

61. 为减轻阿司匹林对胃肠道的刺激，可采取

A. 餐后服药或同服抗酸药   B. 餐前服药

C. 餐前服药或同服抗酸药   D. 合用乳酶生

E. 合用镇痛药

62. 丙米嗪抗抑郁症的机制是

A. 使脑内单胺类递质减少

B. 使脑内儿茶酚胺耗竭

C. 阻断 NA 和 5- 羟色胺在神经末梢的再摄取

D. 抑制突触前膜 NA 释放

E. 使脑内 5- 羟色胺缺乏

63. 能引起瑞氏综合征的药物是

A. 吡罗昔康   B. 阿司匹林

C. 双氯芬酸   D. 氯芬那酸

E. 保泰松

64. 常用于癫痫小发作的抗癫痫药是

A. 苯巴比妥   B. 乙琥胺

C. 卡马西平   D. 苯妥英钠

E. 硫酸镁

65. 苯妥英钠与苯巴比妥相比，抗癫痫的特点是

A. 治疗量时无镇静催眠作用   B. 刺激性小，作用强

C. 对各种癫痫都有效   D. 不良反应小

E. 作用出现快

66. 具有抗心律失常作用的抗癫痫药是

    A. 丙戊酸钠   B. 苯巴比妥

    C. 乙琥胺   D. 苯妥英钠

    E. 卡马西平

67. 对癫痫小发作无效甚至使病情恶化的药物是

    A. 乙琥胺   B. 地西泮

    C. 苯妥英钠   D. 氯硝西泮

    E. 丙戊酸钠

68. 关于地西泮的叙述，**错误**的是

    A. 肌内注射吸收慢而不规则   B. 口服治疗量对呼吸和循环影响小

    C. 较大剂量易引起全身麻醉   D. 可用于治疗癫痫持续状态

    E. 其代谢产物也有生物活性

69. 尼可刹米对下列呼吸衰竭疗效差的是

    A. 巴比妥类中毒   B. 肺心病

    C. 硫酸镁中毒   D. 吸入麻醉药中毒

    E. 吗啡中毒

70. 具有广谱抗癫痫作用的药物是

    A. 苯巴比妥   B. 苯妥英钠

    C. 丙戊酸钠   D. 乙琥胺

    E. 卡马西平

71. 关于使用抗癫痫药的描述，**错误**的是

    A. 正确选药   B. 从小剂量到大剂量

    C. 从大剂量到小剂量   D. 长期用药

    E. 逐渐停药

72. 对伴有抑郁或焦虑的精神分裂症应选用

    A. 碳酸锂   B. 氟哌啶醇

    C. 氯丙嗪   D. 丙米嗪

    E. 氯普噻吨

73. 类风湿关节炎首选

    A. 哌替啶   B. 布桂嗪

    C. 对乙酰氨基酚   D. 阿司匹林

    E. 吲哚美辛

74. 阿司匹林镇痛作用机制是

    A. 兴奋中枢阿片受体   B. 抑制痛觉中枢

    C. 抑制外周前列腺素的合成   D. 阻断中枢的阿片受体

    E. 直接麻痹外周感觉神经末梢

75. **不是**苯妥英钠的不良反应的是

    A. 齿龈增生   B. 血压升高

    C. 抑制心脏   D. 共济失调

    E. 巨幼细胞贫血

76. 小剂量给药时,主要兴奋大脑皮质的药物是

    A. 咖啡因   B. 尼可刹米

    C. 二甲弗林   D. 洛贝林

    E. 甲氯芬酯

77. 一氧化碳中毒的首选药是

    A. 尼可刹米   B. 二甲弗林

    C. 咖啡因   D. 洛贝林

    E. 胞磷胆碱

78. 解救巴比妥类药物中毒用碳酸氢钠溶液的目的是

    A. 中和毒物   B. 加速代谢

    C. 加速排泄   D. 直接对抗

    E. 对症治疗

79. 下列**不是**苯妥英钠的临床应用的是

    A. 焦虑症   B. 三叉神经痛

    C. 癫痫大发作   D. 强心苷中毒所致的心律失常

    E. 精神运动性发作

80. 治疗阿尔茨海默病的药物能增加中枢递质的是

    A. 乙酰胆碱   B. 去甲肾上腺素

    C. 多巴胺   D. 5-羟色胺

    E. γ-羟丁酸

A2 型题

81. 患儿,女,4 岁。因出生时颅脑产伤发生多次癫痫大发作,近 2d 因发作频繁,发作间隙持续昏迷而入院,诊断为癫痫持续状态。首选的治疗药物是

    A. 地西泮   B. 硫喷妥钠

C. 苯巴比妥　　　　　　　　　　D. 苯妥英钠

E. 水合氯醛

82. 患儿,5岁。近来经常在玩耍时突然停顿,两眼直视、面无表情,几秒即止,每日发作十几次,诊断为癫痫小发作。应试用的药物治疗是

A. 苯妥英钠　　　　　　　　　　B. 硫喷妥钠

C. 乙琥胺　　　　　　　　　　　D. 氯丙嗪

E. 氯硝西泮

83. 患者,女,40岁。上腹绞痛,间歇发作3年左右。近日发作后有持续性钝痛,有时放射到右肩,伴有恶心、呕吐等症状。入院被诊断为慢性胆囊炎,胆石症。医生给予抗生素抗感染外,还应采用的药物治疗组合是

A. 阿托品+阿司匹林　　　　　　B. 吗啡+阿托品

C. 哌替啶+阿托品　　　　　　　D. 对乙酰氨基酚+哌替啶

E. 哌替啶+阿司匹林

84. 患者,男,53岁。慢性心功能不全病史3年,感冒后病情加重,端坐呼吸,且咳出粉红色泡沫样痰。请问,除了给予吸氧及强心、利尿、扩血管等治疗外,重要的药物是

A. 罗通定　　　　　　　　　　　B. 芬太尼

C. 吲哚美辛　　　　　　　　　　D. 吗啡

E. 烯丙吗啡

85. 患者,男,70岁。因高血压、脑血栓就诊,医生用抗高血压药物进行治疗外,还需要给予的药物治疗是

A. 布洛芬　　　　　　　　　　　B. 双氯芬酸

C. 尼美舒利　　　　　　　　　　D. 阿司匹林

E. 对乙酰氨基酚

86. 患者,男,45岁。因患严重的精神分裂症,用氯丙嗪治疗2年,近日出现肌肉震颤、动作迟缓、流涎等症状。对此应选择用来纠正的药物是

A. 苯海索　　　　　　　　　　　B. 左旋多巴

C. 金刚烷胺　　　　　　　　　　D. 地西泮

E. 溴隐亭

87. 患者,男,40岁。因畏寒、发热、全身酸痛自行到药店购买含对乙酰氨基酚的复方制剂,按说明书的剂量于空腹口服后,感到上腹部疼痛。该患者常有胃痛发生。下面的描述,**错误**的是

A. 患者应多喝水

B. 头痛和发热可能减轻

　　　C. 不宜空腹服用,宜饭后半小时服用

　　　D. 为减轻胃肠道反应,可与抗酸药同服

　　　E. 可改用阿司匹林解热镇痛

88. 一临产孕妇,突感头痛、恶心,继而抽搐。查体:BP 180/110mmHg,下肢水肿。最适合的抗惊厥药是

　　　A. 地西泮　　　　　　　　　B. 苯巴比妥

　　　C. 硫喷妥钠　　　　　　　　D. 水合氯醛

　　　E. 硫酸镁

89. 患者,男,47岁。近来因工作繁忙,晚上入睡困难,白天精神萎靡。针对此情况应选用的药物治疗是

　　　A. 地西泮　　　　　　　　　B. 哌替啶

　　　C. 阿司匹林　　　　　　　　D. 氯丙嗪

　　　E. 苯巴比妥

90. 患者,女,39岁。性格内向,失恋后出现幻觉、思维破裂、妄想等症状,应选用的药物治疗是

　　　A. 氯丙嗪　　　　　　　　　B. 碳酸锂

　　　C. 丙米嗪　　　　　　　　　D. 多塞平

　　　E. 阿米替林

91. 患者,男,27岁。情绪兴奋与低落反复交替发作半年,兴奋话多1个月,自我感觉良好,喜欢管闲事,不认为自己有病,但配合治疗。最佳治疗方案为

　　　A. 服用碳酸锂　　　　　　　B. 服用帕罗西汀

　　　C. 服用地西泮　　　　　　　D. 服用丙米嗪

　　　E. 安慰剂治疗

92. 患儿,女,10岁。扁桃体肿大伴发热、体温39.8℃,医生给予青霉素静脉滴注,同时还应配合的药物治疗是

　　　A. 对乙酰氨基酚　　　　　　B. 吲哚美辛

　　　C. 阿司匹林　　　　　　　　D. 氯丙嗪

　　　E. 保泰松

93. 患者,男,56岁。患帕金森病用左旋多巴治疗,最终用到4g/d,2个月症状明显好转,为加强营养自行服用多种维生素。其中有维生素 B_6 50mg/d,2d 后病情明显加重。最可能的原因是

A. 维生素 B_6 加速左旋多巴从肾脏排出

B. 维生素 B_6 加速左旋多巴的外周代谢

C. 维生素 B_6 减少左旋多巴中枢脱羧

D. 维生素 B_6 化学上与左旋多巴拮抗

E. 维生素 B_6 生理上与左旋多巴拮抗

94. 患者, 女, 45 岁。因上腹剧烈绞痛并放射至右肩及腹部, 伴有恶心、呕吐、腹泻等症状前来就诊。入院后被诊断为急性胆囊炎。医生用药物进行治疗, 患者疼痛缓解, 呼吸变慢, 腹泻得到控制, 而呕吐却更加剧烈。与上述现象有关的药物是

A. 阿托品   B. 吗啡

C. 阿莫西林   D. 地西泮

E. 氯化钾

95. 患者, 男, 24 岁。极度消瘦, 急诊时已昏迷, 所见呼吸高度抑制, 四肢及臂部多处注射针痕, 瞳孔极度缩小, 考虑使用的解救药为

A. 吗啡   B. 纳洛酮

C. 尼可刹米   D. 阿托品

E. 氟马西尼

96. 患者, 男, 28 岁。因阑尾炎需要手术治疗, 为消除患者术前精神紧张, 减少麻醉药用量, 应选用的药物是

A. 美沙酮   B. 咖啡因

C. 哌替啶   D. 芬太尼

E. 尼可刹米

97. 患儿癫痫大发作, 用苯妥英钠治疗 1 年后出现骨软骨病, 原因是

A. 胃肠反应   B. 叶酸代谢障碍

C. 过敏反应   D. 神经系统反应

E. 维生素 D 缺乏

98. 患者, 男, 50 岁。3 个月前曾发生急性心肌梗死, 经治疗后好转停药 1 周。15min 前突发剧烈咳嗽而憋醒, 不能平卧, 且咳出粉红色泡沫样痰。患者烦躁、大汗淋漓。查体: 心率 118 次 /min、呼吸 35 次 /min、血压 160/95mmHg, 两肺闻及小水泡音。除了给予吸氧、强心、利尿等治疗以外, 还需要选用的药物治疗是

A. 吗啡   B. 罗通定

C. 地西泮   D. 阿托品

E. 肾上腺素

A3 型题

99～100 题共用题干

患者,女。近来出现情绪低落,思维迟缓,睡眠障碍,常闭门独居,疏远亲友,回避社交,被诊断为抑郁症。

99. 可选用的药物治疗是

    A. 碳酸锂   B. 氯丙嗪

    C. 氟西汀   D. 地西泮

    E. 氯氮平

100. 此药属于的药物种类是

    A. 三环类抗抑郁药   B. NA 再摄取抑制药

    C. 单胺氧化酶抑制药   D. 多巴胺受体拮抗剂

    E. 5-羟色胺再摄取抑制药

101～102 题共用题干

患者,女,66 岁。患类风湿关节炎多年,近 1 周因风湿痛加剧,口服吲哚美辛 1 周。今晨起呕吐少许咖啡色液体,晚上排出成形黑便 2 次。

101. 其呕吐的原因可能是

    A. 食管-胃底静脉曲张破裂   B. 胃溃疡

    C. 急性胃黏膜病变   D. 十二指肠溃疡

    E. 食管贲门黏膜撕裂

102. 为防止胃肠道不良反应继续发生,可选择换用长期服用的药物是

    A. 布洛芬   B. 对乙酰氨基酚

    C. 尼美舒利   D. 阿司匹林

    E. 保泰松

103～104 题共用题干

患者,男,58 岁。肝癌晚期,在病房大叫疼痛,浑身大汗。

103. 根据癌症治疗原则,首选的药物是

    A. 可待因   B. 阿司匹林

    C. 哌替啶   D. 美沙酮

    E. 纳洛酮

104. 患者使用镇痛药 5d 后出现便秘。下列护理措施中,**错误**的是

    A. 坚持服用泻药以及定期灌肠效果更好

    B. 鼓励患者适当运动,减少其卧床休息,增加活动量

C. 每日预防性地服用一些软化剂、润滑剂或缓泻剂

D. 重视饮食指导,鼓励患者增加体液摄入或食用含纤维素的食物

E. 做好用药知识宣教,向患者及家属说明应用镇痛药时,便秘是最常见的副作用之一,引导其配合治疗

105~106题共用题干

患者,女,30岁。因与邻居不和争吵后口服大量地西泮,出现昏迷、发绀、呼吸抑制、血压下降、多种反射减弱等症状。

105. 考虑产生上述症状的原因是

    A. 急性毒性反应   B. 耐受性

    C. 后遗效应   D. 停药反应

    E. 变态反应

106. 下列抢救措施中,**错误**的是

    A. 应用利尿药促进药物排出   B. 应用硫酸镁导泻促进药物排出

    C. 血液透析   D. 快速静脉输液

    E. 应用氟马西尼解救中毒

A4型题

107~109题共用题干

患者,男,28岁。有癫痫病史,服用苯妥英钠治疗,症状控制后,突然停药改服中药。数日后突然意识丧失,摔倒在地,口吐白沫,全身肌肉强直,抽搐,且持续昏迷,反复出现抽搐,被诊断为癫痫持续状态。

107. 应选用立即抢救的药物是

    A. 静脉注射苯妥英钠   B. 静脉注射地西泮

    C. 静脉注射苯巴比妥   D. 口服水合氯醛

    E. 静脉注射硫酸镁

108. 突然停用苯妥英钠治癫痫发作加剧属于

    A. 毒性反应   B. 停药反应

    C. 后遗效应   D. 副作用

    E. 变态反应

109. 针对抗癫痫药的应用原则,**不正确**的是

    A. 合理选择药物治疗   B. 治疗方案个体化

    C. 控制症状后要立即停药   D. 更换药物逐渐过渡

    E. 用药期间要定期检查

110~111题共用题干

患者，女，30岁。幼年患类风湿关节炎至今。3个月前出现晨僵；双侧膝关节肿胀、疼痛。服用阿司匹林后缓解。自主服用阿司匹林3个月。近1周出现上腹痛，黑便2d。查体：脉搏78次/min，双肺无异常，腹部软，上腹轻压痛，其余无异常。大便潜血实验阳性，Hb 118g/L。

110. 该患者最可能的诊断为

    A. 药物性胃炎   B. 胆道出血

    C. 胃癌   D. 反流性食管炎

    E. 小肠肿瘤

111. 患者出血停止后，仍继续服用阿司匹林，应加用的药物是

    A. 多潘立酮   B. 乳酸菌素

    C. 阿莫西林   D. 硫糖铝

    E. 考来烯胺

（二）判断题

1. 地西泮的药理作用是镇静、催眠、抗惊厥、抗癫痫和中枢性肌肉松弛作用等。（   ）

2. 对癫痫持续状态，迅速控制症状，首选用静脉注射地西泮。（   ）

3. 苯巴比妥具有较强的抗癫痫作用，对各型癫痫均有很好的疗效。（   ）

4. 氯丙嗪阻断中枢的多巴胺受体及外周的 α 受体和 N 受体。（   ）

5. 有"非成瘾性镇痛药"之称，不被列为麻醉药品的是美沙酮。（   ）

6. 因为阿司匹林大剂量时可抑制血小板聚集和凝血酶原合成，所以可以防止血栓的形成。（   ）

7. 消化性溃疡患者禁用阿司匹林、吲哚美辛等药。（   ）

8. 迟发性运动障碍可选用中枢性抗胆碱药治疗。（   ）

9. 丙戊酸钠是广谱抗癫痫药，可以治疗癫痫各种类型。（   ）

10. 维生素 B_6 可预防阿司匹林引起的凝血障碍。（   ）

11. 尼可刹米对巴比妥类中毒引起的呼吸衰竭疗效差。（   ）

12. 咖啡因常与解热镇痛药配伍制成复方制剂。（   ）

13. 尼美舒利几乎没有抗炎、抗风湿的作用。（   ）

14. 纳洛酮可作为海洛因等阿片类毒品成瘾后的替代药物。（   ）

15. 左旋多巴可以治疗帕金森病，又可治疗肝性脑病。（   ）

16. 丙米嗪抗抑郁症的机制是阻断了 NA 和 5- 羟色胺递质在神经末梢的再摄

取。（   ）

17. 多奈哌齐可用于治疗阿尔茨海默病。（   ）

18. 吗啡镇痛作用强,可用于各种原因引起的剧痛,但禁用于颅脑外伤引起的剧痛。（   ）

19. 对中枢性呼吸衰竭,应用呼吸兴奋药是唯一的治疗措施。（   ）

20. 在临床上一出现剧烈疼痛就可以马上使用镇痛药。（   ）

（三）填空题

1. 吗啡和哌替啶属于_____受体激动剂。

2. 抗帕金森病药分为_____和_____。

3. 吗啡急性中毒表现为昏迷、瞳孔_____、呼吸_____、血压_____等。

4. 对癫痫大发作应首选_____;治疗精神运动性发作应首选_____;治疗癫痫持续状态宜首选_____。

5. _____治疗癫痫小发作效果好,但因肝脏毒性,不能首选用药。

6. 氯丙嗪能阻断_____、_____、_____三种受体。

7. 氯丙嗪常与_____、_____配伍使用,称冬眠合剂。

8. 阿司匹林的不良反应有_____、_____、_____、_____、_____。

9. 巴比妥类药物的药物作用随剂量增加,依次表现为_____、_____、_____、_____和_____。

10. 氯丙嗪的锥体外系反应有_____、_____、_____和_____。

11. 阿片受体部分激动剂是_____,成瘾性小,被列为非麻醉药品管理范畴。

12. 氯丙嗪引起的低血压应该用_____升压,不可以用_____升压,因为会_____。

13. 咖啡因可以与_____配伍治疗一般性头痛,与_____配伍治疗偏头痛。

14. 哌替啶可以用于分娩止痛,但分娩前_____禁用。

15. 碳酸锂可以治疗_____。通过选择性 5-羟色胺再摄取抑制药而抗抑郁的药物是_____,它还可以治疗神经性贪食症。

（四）简答题

1. 解释哌替啶治疗胆绞痛合用解痉药的原因。

2. 区别阿司匹林和氯丙嗪对体温的影响。

3. 简述阿司匹林的作用和用途。

4. 简述巴比妥类药物中毒的解救措施。

（一）选择题

1. C	2. B	3. C	4. B	5. B	6. A	7. E	8. E	9. C
10. D	11. D	12. E	13. B	14. A	15. D	16. A	17. C	18. D
19. C	20. B	21. D	22. A	23. E	24. D	25. C	26. C	27. A
28. B	29. D	30. C	31. D	32. C	33. B	34. C	35. D	36. B
37. B	38. C	39. D	40. D	41. C	42. C	43. D	44. A	45. D
46. D	47. C	48. C	49. C	50. B	51. A	52. D	53. D	54. E
55. C	56. E	57. B	58. C	59. D	60. B	61. A	62. C	63. B
64. B	65. A	66. D	67. C	68. C	69. A	70. C	71. C	72. E
73. D	74. C	75. C	76. A	77. D	78. C	79. A	80. A	81. A
82. C	83. C	84. D	85. D	86. A	87. E	88. E	89. A	90. C
91. B	92. A	93. B	94. B	95. B	96. C	97. D	98. A	99. C
100. E	101. C	102. C	103. C	104. C	105. A	106. B	107. B	108. B
109. C	110. A	111. D						

（二）判断题

1. √	2. √	3. ×	4. ×	5. ×	6. ×	7. √	8. ×	9. √
10. ×	11. √	12. √	13. ×	14. ×	15. √	16. √	17. √	18. √
19. ×	20. ×							

（三）填空题

1. 阿片

2. 拟多巴胺类药　抗胆碱药

3. 缩小　抑制　下降

4. 苯妥英钠　卡马西平　地西泮

5. 丙戊酸钠

6. 多巴胺　α　M

7. 异丙嗪　哌替啶

8. 胃肠道反应　过敏反应　凝血障碍　水杨酸反应　瑞氏综合征

9. 镇静　催眠　抗惊厥　抗癫痫　麻醉

10. 帕金森综合征　急性肌张力障碍　静坐不能　迟发性运动障碍

11. 喷他佐辛

12. 去甲肾上腺素　肾上腺素　发生肾上腺素升压作用的翻转

13. 解热镇痛抗炎药　麦角胺

14. 2～4h

15. 躁狂症　氟西汀

（四）简答题

1. 解痉药可以抵消哌替啶引起的内脏平滑肌痉挛，达到良好的镇痛效果。

2. 略。

3. 作用

（1）解热镇痛和抗炎抗风湿作用。

（2）抑制血小板聚集、防止血栓形成。

用途：

（1）感冒发热、头痛、牙痛、神经痛、肌肉痛等。

（2）较大剂量治疗急性风湿性、类风湿关节炎目前仍为首选药。

（3）小剂量可用于预防脑血栓及心肌梗死。

4. 解救措施

（1）对症治疗：排出毒物，对未吸收入血者，用0.01%～0.02%高锰酸钾溶液洗胃或用硫酸钠导泻，对已吸收中毒者静脉滴注碳酸氢钠溶液以碱化血液和尿液及使用利尿药等。

（2）对症治疗：维持呼吸及循环功能，如人工呼吸、给氧、输液、升压、保温等。

（魏　睿）

项目四 │ 心血管系统药物与用药护理

知识要点

（一）抗高血压药与用药护理

知识点	学习提示
氢氯噻嗪的作用、用途及用药注意事项	1. 作用　降压作用机制是早期排钠利尿，减少血容量而产生降压作用；长期用药使血管平滑肌细胞内 Na^+ 的浓度下降，Na^+-Ca^{2+} 交换减少，导致细胞内 Ca^{2+} 减少，血管扩张，血压下降，降压作用温和而持久 2. 用途　单用为治疗轻度高血压的首选药，与其他抗高血压药联合用于中、重度高血压的治疗，尤其是老年人高血压或并发慢性心功能不全者 3. 注意事项　可引起电解质紊乱，以低血钾最为常见；高尿酸血症，诱发痛风；高血糖、高血脂等
硝苯地平的作用、用途及用药注意事项	1. 作用　通过阻滞钙通道，使血管平滑肌内 Ca^{2+} 减少，扩张小动脉，降低外周血管阻力，血压下降，作用出现快而强，持续时间短，对正常血压无明显影响 2. 用途　用于轻、中、重度高血压的治疗，尤其适用于伴有心绞痛、糖尿病、哮喘、肾脏疾病、高脂血症等患者 3. 注意事项　推荐使用缓释片剂，用药后常出现与扩血管相关的不良反应，如颜面潮红、头痛、眩晕、心悸、踝部水肿等；低血压患者慎用，孕妇、哺乳妇女禁用
卡托普利的作用、用途、不良反应及注意事项	1. 作用　抑制血管紧张素（angiotensin，Ang）I 转化酶，减少血管紧张素 II 生成及醛固酮分泌，减少缓激肽的降解，使血管扩张，血压下降 2. 用途　适用于各型高血压的治疗，尤其适用于合并糖尿病、左心室肥厚、心力衰竭、急性心肌梗死的高血压患者 3. 不良反应及注意事项　首剂低血压、刺激性干咳、皮疹、味觉异常等；双肾动脉狭窄、孕妇禁用，高血钾、哺乳妇女慎用

知识点	学习提示
氯沙坦的作用、用途及注意事项	1. 作用　选择性阻断 AT_1 受体，拮抗血管紧张素Ⅱ作用
	2. 用途　用于治疗不能耐受血管紧张素转换酶抑制药所致干咳的高血压患者
	3. 注意事项　不宜与保钾利尿药合用；哺乳妇女和孕妇禁用
普萘洛尔的作用、用途、不良反应及注意事项	1. 作用　阻断 β 受体，发挥降压作用
	2. 用途　轻度、中度高血压，对伴有心率快、肾素水平偏高、心绞痛、焦虑症的高血压患者效果好
	3. 不良反应　心脏抑制；诱发加重支气管哮喘；消化道症状；反跳现象等
	4. 注意事项　高血压合并糖尿病的患者不宜选用；长期应用不能突然停药；支气管哮喘、严重左心衰竭、重度房室传导阻滞患者禁用
硝普钠的作用、用途及注意事项	1. 作用　直接扩张小动脉、小静脉，起效快、作用强、维持时间短
	2. 用途　用于高血压危象、高血压脑病和恶性高血压等
	3. 注意事项　硝普钠溶液应现配现用，因遇光易被破坏，静脉滴注时应避光

（二）抗心律失常药与用药护理

知识点	学习提示
抗心律失常药的基本作用	1. 消除异常冲动的形成　降低自律性；减少后除极和触发活动
	2. 抑制冲动传导障碍　改善单纯性传导障碍；消除折返冲动
利多卡因的用途及注意事项	1. 用途　用于各种室性心律失常，也可用于治疗急性心肌梗死及强心苷中毒导致的室性心动过速或心室纤颤
	2. 注意事项　当静脉注射时，应严格控制剂量和滴速；眼球震颤是利多卡因中毒的早期信号；严重房室传导阻滞、癫痫患者禁用
普萘洛尔的临床用途	用于室上性心律失常，对交感神经功能亢进、甲亢等引起的心动过速尤其有效；还可治疗运动或情绪变动所引发的室性心律失常
维拉帕米的用途及注意事项	1. 用途　治疗阵发性室上性心动过速的首选药，也用于心房颤动或扑动及房性心动过速的治疗
	2. 注意事项　对窦房结疾病、房室传导阻滞及严重心功能不全者应慎用或禁用
胺碘酮的用途及注意事项	1. 用途　广谱抗心律失常药，对心房扑动、心房颤动、室上性心动过速和室性心动过速有效
	2. 注意事项　长期服用可引起肝损害、角膜褐色微粒沉着等，最为严重的是肺纤维化；本药含有碘，可引起甲状腺功能亢进或低下。甲状腺功能障碍、碘过敏、心动过缓和房室传导阻滞者禁用

（三）抗慢性心力衰竭药与用药护理

知识点	学习提示
强心苷类的作用、用途、不良反应及中毒的防治	1. 作用　正性肌力作用、负性频率作用、负性传导作用、对心电图的影响、利尿作用 2. 用途　①充血性心力衰竭（congestive heart failure，CHF）：对心脏瓣膜病、先天性心脏病、动脉硬化及高血压等所引起的 CHF 疗效良好；对继发于严重贫血、甲状腺功能亢进及维生素 B_1 缺乏病的高心排血量型 CHF 疗效较差；对严重二尖瓣狭窄及缩窄性心包炎等机械因素引起的 CHF 无效。②某些心律失常：心房颤动首选；心房扑动常用；阵发性室上性心动过速有效 3. 不良反应　胃肠反应（最常见的早期中毒症状）；神经系统反应（黄视症、绿视症可作为停药指征）、心毒性（最严重的不良反应，最常见室性期前收缩） 4. 中毒的防治　①预防：去除诱因；注意中毒先兆，如一定次数的室性期前收缩、窦性心动过缓（低于 60 次 /min）、视觉障碍及胃肠反应加重等。②治疗：停药，快速型心律失常，补充钾盐，血钾不低首选苯妥英钠，也可选用利多卡因等；缓慢型心律失常，选用阿托品解救；对危及生命的致死性中毒，应用地高辛抗体解救
血管紧张素转换酶抑制药（ACEI）的作用及用途	1. 作用　①降低外周血管阻力，减轻心脏后负荷。②改善血流动力学。③抑制心肌及血管重构，减少醛固酮生成。④抑制交感神经活性 2. 用途　治疗心力衰竭的一线药物，对各阶段心力衰竭患者均有作用，能消除或缓解心力衰竭症状，防止和逆转心肌肥厚。降低病死率，延缓心力衰竭的发生
血管紧张素受体阻滞药（ARB）的作用及用途	1. 作用　阻断 AngⅡ 与其受体结合，发挥拮抗作用 2. 用途　可作为对 ACEI 类耐受者的替代品。不良反应较少，不易引起咳嗽、血管神经性水肿等
利尿药的作用及用途	1. 作用　排钠利尿，降低血容量和回心血量，减轻心脏前负荷 2. 用途　当 CHF 出现水肿时，应首选噻嗪类利尿药。重度 CHF 或伴肾功能不全患者可选用袢利尿药如呋塞米等，但可能导致血钾降低而易诱发强心苷类的毒性反应，故应进行血钾水平监测，可与保钾利尿药如螺内酯合用
β 受体拮抗剂的作用及用途	1. 作用　①拮抗交感神经及肾素 - 血管紧张素 - 醛固酮系统过度激活。②上调心肌 β 受体功能，恢复心肌对儿茶酚胺的敏感性。③抗心律失常与改善心肌缺血 2. 用途　用于缺血性心脏病、高血压心脏病及扩张型心肌病所致的 CHF
硝酸甘油的作用及用途	1. 作用　扩张静脉，降低心脏前负荷；扩张冠脉及侧支，增加心肌供血量 2. 用途　用于静脉肺淤血症状明显的 CHF

（四）抗心绞痛药与用药护理

知识点	学习提示
硝酸甘油的作用、用途及注意事项	1. 作用　降低心肌耗氧量；增加缺血区心肌供血及心内膜供血；保护缺血心肌细胞 2. 用途　防治各型心绞痛；急性心肌梗死急救；慢性充血性心力衰竭 3. 注意事项　舌下含服；用药姿势为坐位或半卧位；避光且不要贴身存放；有耐受性；青光眼、急性心肌梗死伴低血压、颅内高压等患者禁用
普萘洛尔的作用及用途	1. 作用　阻断 β 受体，降低心肌耗氧量；改善缺血区心肌供血 2. 用途　用于稳定型心绞痛，对伴有高血压或快速型心律失常者更为适用。不宜用于变异型心绞痛
钙通道阻滞药的作用、用途及注意事项	1. 作用　降低心肌耗氧量；扩张冠脉血管，改善血流；保护缺血心肌细胞 2. 用途　硝苯地平治疗变异型心绞痛效果好，尤其适用于治疗伴有高血压患者；维拉帕米对稳定型心绞痛有效；地尔硫草可用于各种类型的心绞痛 3. 注意事项　硝苯地平与 β 受体拮抗剂合用，疗效增加；维拉帕米、地尔硫草不宜与 β 受体拮抗剂合用

（五）调血脂药与用药护理

知识点	学习提示
他汀类的作用、用途及注意事项	1. 作用　竞争性抑制 β- 羟基 -β- 甲戊二酸单酰辅酶 A（β-hydroxy-β-methylglutaryl-CoA，HMG-CoA）还原酶的活性，使胆固醇合成受阻。①调血脂作用：降低低密度脂蛋白胆固醇（low density lipoprotein-cholesterol，LDL-Ch）的作用最强，降低总胆固醇（total cholesterol，TC）作用次之，降低甘油三酯（triglyceride，TG）作用最弱；高密度脂蛋白胆固醇（high density lipoprotein-cholesterol，HDL-Ch）略升高。②调血脂作用：有助于抗动脉粥样硬化 2. 用途　用于治疗原发性高胆固醇血症、杂合子家族性高胆固醇血症、Ⅲ型高脂血症及糖尿病性、肾性高脂血症；预防心脑血管急性事件 3. 用药注意　用药期间应定期检查肝功能，有肌肉不适者须检测肌酸激酶（creatine kinase，CK），妊娠期妇女、哺乳期妇女、儿童及肝肾功能异常者不宜使用

知识点	学习提示
苯氧酸类的作用、用途及注意事项	1. 作用　降低血浆 TG、极低密度脂蛋白（very low density lipoprotein-cholesterol, VLDL-Ch）、TC 及 LDL-Ch，能升高 HDL-Ch 2. 用途　TG 或 VLDL 升高为主的原发性高脂血症，如治疗Ⅱb、Ⅲ、Ⅳ型高脂血症；也可用于低 HDL-C 和 2 型糖尿病的高脂血症患者 3. 用药注意　用药期间应嘱患者定期检查肝功能和血常规，肝肾功能不全、孕妇及哺乳妇女慎用
依折麦布的作用及用途	1. 作用　在小肠抑制饮食及胆汁中胆固醇的吸收 2. 用途　与他汀类药物合用，提高疗效
烟酸的作用、用途及注意事项	1. 作用　大剂量烟酸能降低血浆中 TG 和 VLDL；升高血浆 HDL 2. 用途　广谱调血脂药，对Ⅱb 和Ⅳ型高脂蛋白血症疗效较好。其适用于混合性高脂血症、高三酰甘油血症、低密度脂蛋白血症、高密度脂蛋白血症和高脂蛋白血症 3. 用药注意　皮肤潮红、瘙痒、头痛、刺激胃黏膜等，消化性溃疡、痛风、糖尿病患者禁用

难点解析

（一）肾素-血管紧张素-醛固酮系统抑制药的作用机制

肾素-血管紧张素-醛固酮系统在正常情况下对维持心血管系统的功能，电解质和体液平衡等方面发挥重要作用，过度激活可诱导高血压、心肌肥大、充血性心力衰竭等病理过程。其具体机制如下：血管紧张素原在肾素的作用下转化为血管紧张素Ⅰ（AngⅠ），后者在血管紧张素转换酶（angiotensin converting enzyme, ACE）的作用下进一步转化为血管紧张素Ⅱ（AngⅡ），AngⅡ通过激动相应受体可使血管收缩和醛固酮分泌增多，血压升高。其还能促进平滑肌细胞增生和心肌细胞肥大，引起血管重构和心室肥厚等。此外，ACE 可水解缓激肽，抑制缓激肽的扩血管作用。作用于肾素-血管紧张素-醛固酮系统药物有血管紧张素转换酶抑制药、血管紧张素受体阻滞药等，通过抑制血管紧张素转换酶或阻断 AT_1 受体发挥治疗高血压或充血性心力衰竭的作用。

（二）强心苷类正性肌力药作用机制

治疗剂量强心苷与心肌细胞膜上强心苷受体钠钾泵结合并抑制其活性，导致钠泵失灵,使细胞内 Na^+ 量增加, K^+ 减少,又通过 Na^+-Ca^{2+} 交换机制, Ca^{2+} 外流减少或内流增加,使心肌细胞内 Ca^{2+} 增加,心肌收缩力加强。但中毒剂量则严重抑制钠钾泵,导致细胞内明显低钾及钙反常增加,而产生毒性反应如自律性升高、传导改变、电子顺磁共振缩短和延迟后除极等,引起各种心律失常。因此,强心苷的治疗作用和中毒机制都是通过抑制心肌细胞钠钾泵产生作用。

(三)硝酸酯类与 β 受体拮抗剂联合治疗心绞痛的优点

硝酸酯类与 β 受体拮抗剂联合抗心绞痛作用增强,不良反应抵消,因两药均可降低心肌的耗氧量,但作用机制不同。β 受体拮抗剂能对抗硝酸酯类引起的反射性心率加快和心肌收缩力增强,而硝酸酯类可缓解 β 受体拮抗剂所致的心室前负荷增大和心室射血时间延长。所以两药联合可互相取长补短,发挥协同作用,同时不良反应也减少。但应注意:①两类药物均能降低血压,要注意调整剂量并监测血压、心率变化,防止出现血压下降过多,冠脉流量减少;②由于剂量的个体差异大,应从小剂量开始,逐渐加量。

(四)普萘洛尔降压作用机制

普萘洛尔是临床上常用的抗高血压药,可通过阻断 β 受体,影响多个环节而发挥降压作用。①阻断心脏 $β_1$ 受体,使心排血量减少,降低血压;②阻断肾小球近球细胞的 $β_1$ 受体,抑制肾素释放;③阻断去甲肾上腺素能神经突触前膜的 $β_2$ 受体,减少去甲肾上腺素的释放;④阻断中枢 β 受体,使交感神经活性降低;⑤增加前列环素的合成等。

巩固提高

案例分析一

患者,男,60 岁。既往原发性高血压病史 6 余年,糖尿病病史 3 年,近期头晕、头疼前来就诊,查体:BP 150/90mmHg,血肌酐 78μmol/L,微量蛋白尿。超声心动图检查显示:左心室壁增厚。

请问:

1. 该患者首选的抗高血压药种类是? 请说明理由。

2. 护士如何做好该类药物的用药护理?

解析:

1. 该患者首选 ACEI/ARB 类药物,该患者是高血压合并糖尿病,且微量蛋白尿、左心室肥厚首选 ACEI/ARB 类药物。该类药物对原发性及肾性高血压均有良效,尤其适用于合并糖尿病、左心室肥厚、心力衰竭、急性心肌梗死的高血压患者。

2. 护士应该　①鼓励患者改变不良的生活方式,如控制体重、戒烟、限酒、低盐饮食、增加运动,以增加降压治疗的效果。②为防止发生低血压,从小剂量开始用药。③避免与保钾利尿药合用,并注意检查血钾和肌酐,定期检查尿蛋白及血常规。

案例分析二

患者,男,50岁。因心力衰竭收入院,采用地高辛治疗。当护士查房时,患者主诉食欲明显减退,恶心、呕吐,视物模糊。心电图提示:窦性心动过缓。诊断为"地高辛中毒"。

请问:

1. 首选的治疗措施是什么?

2. 护士该如何做好地高辛的用药护理?

解析:

1. 首先应该立即停用地高辛和去除诱因,并静脉注射阿托品治疗。

2. 地高辛毒性大,安全范围窄,个体差异大,用药剂量要个体化,从小剂量开始。①每次给药前先测脉搏,患者脉搏<60次/min或节律不规则,应暂停给药并通知医生。②用药过程中应监测:血压、心电图、心率、电解质(尤其是血钾、钙、镁);监测地高辛血药浓度应<2ng/ml。③警惕中毒先兆的出现,如一定次数的室性期前收缩、窦性心动过缓、视觉障碍及胃肠道反应加重等。④不能与奎尼丁、普罗帕酮、维拉帕米、钙剂、胺碘酮等药物合用,以免增加药物毒性。

案例分析三

患者,男,65岁。冠心病病史10年。情绪激动突然出现胸前区疼痛,疼痛放射至左肩。

请问:

1. 首选的治疗措施是什么?

2. 护士如何正确指导患者使用药物?

解析:

1. 患者应立即舌下含服硝酸甘油。

2. 心绞痛发作时:①应让患者采取舒适的坐位或半卧位,用药后,应休息15~20min,不可过早活动,以免发生眩晕和昏厥。②舌下含服1片后,如不能解除心绞痛症状,可于5min后再含1片,但15min内不可超过3片,用药后,如不能解除症状反而加重,应警惕心肌梗死发生,应立即报告医生。③有冠心病、心绞痛病史的患者,应嘱咐随身携带,为避免药物见光遇热分解失效,应密封在棕色瓶中放置在挎包或不贴身的衣兜。④舌下含化若无麻刺感、烧灼感或头胀感,表明药片失效,要嘱咐患者及时更换。

综合练习

（一）选择题

A1 型题

1. 能防止甚至逆转血管壁增厚和心肌肥大的抗高血压药是
   - A. 氢氯噻嗪
   - B. 硝普钠
   - C. 硝酸甘油
   - D. 卡托普利
   - E. 哌唑嗪

2. 下列药物可抑制血管紧张素转换酶活性的是
   - A. 卡托普利
   - B. 氯沙坦
   - C. 利血平
   - D. 哌唑嗪
   - E. 氢氯噻嗪

3. 卡托普利常见的不良反应是
   - A. 低血钾
   - B. 刺激性干咳
   - C. 多毛
   - D. 阳痿
   - E. 脚踝水肿

4. 主要用于治疗不能耐受 ACEI 所致干咳的高血压患者的药物是
   - A. 哌唑嗪
   - B. 氢氯噻嗪
   - C. 利血平
   - D. 普萘洛尔
   - E. 氯沙坦

5. 治疗高血压长期应用噻嗪类利尿药**不会**引起
   - A. 低血钾
   - B. 低血钠
   - C. 高尿素血症
   - D. 高钾
   - E. 低镁血症

6. 利尿药在降压时同时伴有
   - A. 血糖降低
   - B. 血钠降低
   - C. 血脂降低
   - D. 肾素活性降低
   - E. 血肌酐升高

7. 下列**不属于**噻嗪类利尿剂临床应用的有
   A. 水肿
   B. 高血压
   C. 心力衰竭
   D. 肾性尿崩症
   E. 痛风

8. 长期使用氢氯噻嗪的降压机制是
   A. 抑制醛固酮的分泌
   B. 降低血浆肾素活性
   C. 增加血浆肾素活性
   D. 减少血管平滑肌细胞内 Na^+
   E. 排 Na^+ 利尿，血容量减少

9. 兼有利尿和钙通道阻滞双重作用的抗高血压药是
   A. 吲达帕胺
   B. 尼莫地平
   C. 氢氯噻嗪
   D. 卡托普利
   E. 氯沙坦

10. 通过阻滞钙通道降压的药物是
    A. 卡托普利
    B. 硝普钠
    C. 利血平
    D. 氨氯地平
    E. 可乐定

11. 硝苯地平**不适用**于的患者是
    A. 轻、中、重度高血压
    B. 高血压伴心绞痛
    C. 高血压伴有高脂血症
    D. 高血压伴糖尿病
    E. 高血压伴有窦性心动过速

12. 高血压伴有慢性心功能不全且左心室肥厚，用于治疗的药物是
    A. 卡托普利
    B. 硝苯地平
    C. 双肼屈嗪
    D. 氯噻嗪
    E. 硝普钠

13. 高血压并发支气管哮喘时**不应**使用
    A. 卡托普利
    B. 硝苯地平
    C. 氢氯噻嗪
    D. 哌唑嗪
    E. 普萘洛尔

14. 能有效地降低肾素活性的抗高血压药是
    A. 氢氯噻嗪
    B. 利血平
    C. 普萘洛尔
    D. 呋塞米
    E. 哌唑嗪

15. 以下抗高血压药中, 属于利尿药的是
    A. 缬沙坦　　　　　　　　　B. 氨氯地平
    C. 维拉帕米　　　　　　　　D. 氢氯噻嗪
    E. 依那普利

16. 高血压合并高钾血症患者**不宜**使用
    A. 甲基多巴　　　　　　　　B. 利血平
    C. 硝苯地平　　　　　　　　D. 酚妥拉明
    E. 依那普利

17. 血管紧张素转换酶抑制药**不用于**
    A. 原发性高血压　　　　　　B. 室性心动过速
    C. 充血性心力衰竭　　　　　D. 左心室功能不全
    E. 糖尿病肾病

18. 哌唑嗪首次用药应注意观察的现象是
    A. 心率加快　　　　　　　　B. 倦怠乏力
    C. 诱发支气管哮喘　　　　　D. 直立性低血压
    E. 过敏

19. 具有 α、β 受体阻滞作用的抗高血压药是
    A. 普萘洛尔　　　　　　　　B. 拉贝洛尔
    C. 美托洛尔　　　　　　　　D. 美卡拉明
    E. 硝普钠

20. 突然停药可导致反跳现象的是
    A. 氢氯噻嗪　　　　　　　　B. 普萘洛尔
    C. 利血平　　　　　　　　　D. 硝苯地平
    E. 卡托普利

21. 伴有精神抑郁症的高血压患者**不宜**使用的药物为
    A. 硝普钠　　　　　　　　　B. 可乐定
    C. 硝苯地平　　　　　　　　D. 普萘洛尔
    E. 利血平

22. 可治疗高血压危象、高血压脑病的抗高血压药是
    A. 氢氯噻嗪　　　　　　　　B. 可乐定
    C. 硝普钠　　　　　　　　　D. 普萘洛尔
    E. 氯沙坦

23. 下列有关硝普钠的叙述，正确的是
    A. 口服给药
    B. 降压作用持久
    C. 静脉滴注给药
    D. 不可用于高血压危象
    E. 稳定性好

24. 下列可作为治疗吗啡类镇痛药成瘾者的戒毒药的抗高血压药是
    A. 拉贝洛尔
    B. 硝苯地平
    C. 卡托普利
    D. 硝普钠
    E. 可乐定

25. 下列可引起踝部水肿的抗高血压药是
    A. 氢氯噻嗪
    B. 硝苯地平
    C. 卡托普利
    D. 硝普钠
    E. 拉贝洛尔

26. 高血压合并窦性心动过速的患者，应选用的药物治疗是
    A. 硝苯地平
    B. 哌唑嗪
    C. 卡托普利
    D. 硝普钠
    E. 普萘洛尔

27. 下列药物既有降压作用，又有抗心绞痛、抗心律失常作用的是
    A. 哌唑嗪
    B. 普萘洛尔
    C. 氯沙坦
    D. 氢氯噻嗪
    E. 卡托普利

28. 可推迟或防止糖尿病肾病的发展的药物是
    A. 肼屈嗪
    B. 米诺地尔
    C. 可乐定
    D. 氢氯噻嗪
    E. 卡托普利

29. 强心苷的作用机制是
    A. 激活心脏细胞膜钠钾泵
    B. 抑制心肌细胞膜钠钾泵
    C. 增加心肌细胞中的 K^+
    D. 减少心肌细胞中的 Ca^{2+}
    E. 增加心肌细胞中的 Na^+

30. 服用洋地黄类药物后，患者将白大衣看成绿色的可能是
    A. 血钠过高
    B. 血钾过高
    C. 心力衰竭症状好转
    D. 血镁过高
    E. 洋地黄中毒

31. 强心苷早期中毒最常见的症状是
    A. 胃肠道反应　　　　　　　　　B. 视觉障碍
    C. 心房颤动　　　　　　　　　　D. 室性期前收缩
    E. 中枢神经系统反应

32. 对地高辛过量中毒引起的心动过速，**不正确**的措施是
    A. 使用呋塞米加速排出　　　　　B. 停药
    C. 给予氯化钾　　　　　　　　　D. 给予苯妥英钠
    E. 给予地高辛的特异性抗体

33. 强心苷增强心肌收缩性与下列有关的离子变化是
    A. 心肌细胞内 Na^+ 增加　　　　B. 心肌细胞内 K^+ 增加
    C. 心肌细胞内 Mg^{2+} 增加　　　D. 心肌细胞内 Ca^{2+} 增加
    E. 心肌细胞内 Ca^{2+} 减少

34. 强心苷对心力衰竭效果最佳的情况是
    A. 严重二尖瓣狭窄引起的心力衰竭　B. 伴有心房颤动的心力衰竭
    C. 活动性心肌炎引起的心力衰竭　　D. 肺源性心脏病引起的
    E. 缩窄性心包炎引起

35. 通过抑制磷酸二酯酶，提高心肌细胞 cAMP 含量，使 Ca^{2+} 内流增加，从而增强心肌收缩力的药物是
    A. 地高辛　　　　　　　　　　　B. 米力农
    C. 卡托普利　　　　　　　　　　D. 氢氯噻嗪
    E. 硝酸甘油

36. 对强心苷中毒引起的窦性心动过缓和轻度房室传导阻滞最好选用
    A. 利多卡因　　　　　　　　　　B. 氯化钾
    C. 肾上腺素　　　　　　　　　　D. 阿托品
    E. 苯妥英钠

37. 可用于治疗心力衰竭的 β 受体激动剂是
    A. 氢氯噻嗪　　　　　　　　　　B. 拉贝洛尔
    C. 多巴酚丁胺　　　　　　　　　D. 普萘洛尔
    E. 地高辛

38. 目前临床治疗充血性心力衰竭的药物**不包括**
    A. 肾上腺素　　　　　　　　　　B. 强心苷类
    C. 血管扩张药　　　　　　　　　D. 利尿药

E. 血管紧张素转换酶抑制药

39. 下列**不属于**洋地黄中毒临床表现的是

A. 视物模糊
B. 恶心呕吐
C. 室性期前收缩
D. 黄视症、绿视症
E. 粒细胞减少

40. 下列**不是**强心苷适应证的是

A. 急、慢性充血性心力衰竭
B. 阵发性室上性心动过速
C. 室性心动过速
D. 心房扑动
E. 心房颤动

41. 下列**不属于**治疗 CHF 药物的是

A. 钙通道阻滞药
B. 利尿药
C. β 受体拮抗剂
D. 硝酸酯类药
E. M 受体拮抗剂

42. 通过利尿使血容量减少来治疗 CHF 的药物为

A. 硝苯地平
B. 呋塞米
C. 地高辛
D. 硝酸甘油
E. 卡托普利

43. 强心苷和强效利尿药合用治疗心力衰竭注意补充

A. 钾盐
B. 钠盐
C. 钙盐
D. 镁盐
E. 高渗葡萄糖注射液

44. 暂缓给予地高辛治疗时患者的心率应小于

A. 90 次 /min
B. 100 次 /min
C. 80 次 /min
D. 70 次 /min
E. 60 次 /min

45. 关于应用 ACEI 治疗 CHF 的描述中，**错误**的是

A. 可逆转心肌肥厚
B. 扩张外周血管，减轻心脏负荷
C. 使肾血流量减少
D. 可明显降低病死率
E. 可用于不同程度的各类心力衰竭

46. 抗心律失常药物的作用**不包括**

A. 加快传导速度
B. 降低自律性
C. 减少后除极和触发活动
D. 改善单纯性传导障碍

E. 消除折返冲动

47. 下列主要通过轻度阻滞钠通道的药物是

 A. 利多卡因   B. 普罗帕酮

 C. 美托洛尔   D. 胺碘酮

 E. 维拉帕米

48. 治疗阵发性室上性心动过速的首选药是

 A. 普鲁卡因胺   B. 苯妥英钠

 C. 维拉帕米   D. 普萘洛尔

 E. 利多卡因

49. 治疗地高辛引起的室性期前收缩的首选药是

 A. 普鲁卡因胺   B. 苯妥英钠

 C. 利多卡因   D. 胺碘酮

 E. 普萘洛尔

50. 可引起金鸡纳反应的抗心律失常药是

 A. 普萘洛尔   B. 胺碘酮

 C. 奎尼丁   D. 维拉帕米

 E. 利多卡因

51. 窦性心动过速首选

 A. 苯妥英钠   B. 肾上腺素

 C. 阿托品   D. 维拉帕米

 E. 普萘洛尔

52. 通过阻滞 K 通道，延长动作电位时程的抗心律失常的药物是

 A. 奎尼丁   B. 维拉帕米

 C. 利多卡因   D. 胺碘酮

 E. 普萘洛尔

53. 急性心肌梗死诱发的室性心律失常首选

 A. 苯妥英钠   B. 普萘洛尔

 C. 胺碘酮   D. 利多卡因

 E. 维拉帕米

54. 可影响甲状腺功能的药物是

 A. 普萘洛尔   B. 普鲁卡因胺

 C. 利多卡因   D. 胺碘酮

E. 维拉帕米

55. 心律失常伴有支气管哮喘**禁用**

    A. 普萘洛尔   B. 苯妥英钠

    C. 利多卡因   D. 维拉帕米

    E. 硝苯地平

56. 长期应用可引起角膜褐色微粒沉着的抗心律失常的药物是

    A. 奎尼丁   B. 普鲁卡因胺

    C. 苯妥英钠   D. 胺碘酮

    E. 普萘洛尔

57. 既用于抗心律失常也用于局部麻醉的药物是

    A. 利多卡因   B. 硝苯地平

    C. 丁卡因   D. 普鲁卡因

    E. 维拉帕米

58. 属于 I b 类抗心律失常药且具有抗癫痫作用的是

    A. 普鲁卡因胺   B. 苯妥英钠

    C. 利多卡因   D. 普萘洛尔

    E. 胺碘酮

59. 维拉帕米抗心律失常是由于

    A. 阻断 β 受体   B. 阻滞 Ca^{2+} 内流

    C. 促进 Na^+ 内流   D. 阻滞 Na^+ 内流

    E. 促进 Ca^{2+} 内流

60. 下列选项中, **不属于**利多卡因适应证的是

    A. 室性早搏

    B. 急性心肌梗死引起的室性心律失常

    C. 强心苷中毒引起的室性心律失常

    D. 心室颤动

    E. 室上性心动过速

61. 下列药物中, 长期应用可引起肺间质纤维化的是

    A. 普鲁卡因胺   B. 利多卡因

    C. 维拉帕米   D. 普罗帕酮

    E. 胺碘酮

62. **禁用于**快速型心律失常的药是

    A. 利多卡因　　　　　　　　B. 胺碘酮

    C. 普萘洛尔　　　　　　　　D. 维拉帕米

    E. 异丙肾上腺素

63. 当心绞痛急性发作时,硝酸甘油常用的给药方法是

    A. 口服　　　　　　　　　　B. 吸入

    C. 舌下含服　　　　　　　　D. 皮下注射

    E. 软膏涂皮肤

64. 硝酸甘油的基本作用是

    A. 减少心排血量　　　　　　B. 减弱心肌收缩力

    C. 扩张血管　　　　　　　　D. 减少心容量

    E. 减慢心率

65. 关于硝酸甘油,**错误**的是

    A. 主要扩张静脉　　　　　　B. 能加快心率

    C. 增加室壁张力　　　　　　D. 可治疗顽固性心力衰竭

    E. 扩张冠脉,增加缺血区供血

66. 下列选项中,**不是**硝酸甘油药物的药理作用的是

    A. 减慢心率　　　　　　　　B. 保护缺血心肌细胞

    C. 扩张冠脉,增加缺血区供血　　D. 松弛平滑肌

    E. 降低心肌氧耗量

67. 心绞痛患者应随身携带的药物是

    A. 硝酸甘油　　　　　　　　B. 普萘洛尔

    C. 维拉帕米　　　　　　　　D. 硝苯地平

    E. 氢氯噻嗪

68. 硝酸甘油**不会**出现的不良反应是

    A. 面颊部皮肤发红　　　　　B. 眼压升高

    C. 血压升高　　　　　　　　D. 颅内压升高

    E. 血管搏动性头痛

69. 下列关于使用硝酸甘油治疗心绞痛的用药指导,**错误**的是

    A. 采取坐位或半卧位给药　　B. 避光,密封保管

    C. 舌下含服　　　　　　　　D. 舌下若有烧灼感说明药品失效

    E. 连续含服3次仍无效,及时到医院就诊

70. **不宜**使用普萘洛尔的情况是

    A. 原发性高血压　　　　　　　　　B. 窦性心动过速

    C. 变异型心绞痛　　　　　　　　　D. 稳定型心绞痛

    E. 甲状腺功能亢进

71. 普萘洛尔抗心绞痛的作用机制主要是

    A. 直接扩张冠脉血管　　　　　　　B. 激动 β 受体

    C. 阻滞 Ca^{2+} 内流　　　　　　　　D. 阻断 β 受体

    E. 减慢传导

72. **不是**硝酸甘油的禁忌证的是

    A. 变异型心绞痛　　　　　　　　　B. 颅内高压

    C. 青光眼　　　　　　　　　　　　D. 颅内出血

    E. 严重低血压

73. 硝苯地平抗心绞痛作用机制主要是

    A. 促进 Ca^{2+} 内流　　　　　　　　B. 抑制交感神经末梢释放递增

    C. 阻滞 Ca^{2+} 内流　　　　　　　　D. 阻断 β 受体

    E. 减慢传导

74. 变异型心绞痛首选的药物是

    A. 硝酸甘油　　　　　　　　　　　B. 硝酸异山梨酯

    C. 普萘洛尔　　　　　　　　　　　D. 硝苯地平

    E. 美托洛尔

75. 伴高血压和哮喘的心绞痛患者,宜选用

    A. 麻黄碱　　　　　　　　　　　　B. 硝酸甘油

    C. 普萘洛尔　　　　　　　　　　　D. 硝苯地平

    E. 硝酸异山梨酯

76. **不宜**用于变异型心绞痛的药物是

    A. 硝酸甘油　　　　　　　　　　　B. 普萘洛尔

    C. 地尔硫䓬　　　　　　　　　　　D. 硝苯地平

    E. 维拉帕米

77. 属于钠通道阻滞药 I c 类的是

    A. 维拉帕米　　　　　　　　　　　B. 奎尼丁

    C. 利多卡因　　　　　　　　　　　D. 美托洛尔

    E. 普罗帕酮

78. 他汀类药物的不良反应**不包括**

    A. 腹泻、腹痛   B. 血清转氨酶升高

    C. 皮肤潮红   D. 肌痛、肌炎

    E. 横纹肌溶解症

79. 降低总胆固醇和低密度脂蛋白最明显的药物是

    A. 烟酸   B. 多烯脂肪酸

    C. 普罗布考   D. 洛伐他汀

    E. 非诺贝特

80. 通过在小肠抑制饮食及胆汁中胆固醇的吸收的调血脂药物是

    A. 考来烯胺   B. 烟酸

    C. 多烯脂肪酸   D. 洛伐他汀

    E. 依折麦布

81. 通过抑制 HMG-CoA 还原酶发挥作用的调血脂药物是

    A. 考来烯胺   B. 烟酸

    C. 非诺贝特   D. 洛伐他汀

    E. 普罗布考

82. 主要降低三酰甘油和极低密度脂蛋白的药物是

    A. 洛伐他汀   B. 考来烯胺

    C. 苯扎贝特   D. 辛伐他汀

    E. 普伐他汀

83. 合并高血钾的高血压患者降压**不宜**选用

    A. 氢氯噻嗪   B. 普萘洛尔

    C. 可乐定   D. 硝苯地平

    E. 卡托普利

84. 属于水溶性维生素 B 族的调血脂药物是

    A. 考来烯胺   B. 烟酸

    C. 非诺贝特   D. 洛伐他汀

    E. 依折麦布

85. 下列药物中，**不属于**调血脂药物的是

    A. 烟酸   B. 非诺贝特

    C. 依折麦布   D. 辛伐他汀

    E. 奥美拉唑

A2 型题

86. 患者，男，60岁。原发性高血压病史近 10 年，既往有痛风病史。查体：BP 150/95mmHg，该患者**不宜**使用的抗高血压药是

    A. 卡托普利   B. 氢氯噻嗪

    C. 氨氯地平   D. 美托洛尔

    E. 厄贝沙坦

87. 患者，女，55岁。原发性高血压病史近 5 年。经检查：左心室壁轻度增厚，适宜选用的抗高血压药是

    A. 氢氯噻嗪   B. 哌唑嗪

    C. 依那普利   D. 可乐定

    E. 普萘洛尔

88. 患者，男，52岁。突发眼底出血 1h。原发性高血压病史 10 年。查体：BP 210/120mmHg，结膜无出血、充血，双下肢无水肿。治疗宜首选

    A. 口服氢氯噻嗪   B. 口服卡托普利

    C. 口服美托洛尔   D. 静脉滴注硝普钠

    E. 口服吲达帕胺

89. 患者，男，60岁。双侧肾动脉狭窄，有糖尿病、哮喘史，查体：BP 170/95mmHg，可以选用的抗高血压药是

    A. 氢氯噻嗪   B. 依那普利

    C. 卡托普利   D. 普萘洛尔

    E. 硝苯地平

90. 患者，男，65岁。原发性高血压病史 18 年，近日有时夜间出现胸闷，并有频发的阵发性室上性心动过速，此时宜选用

    A. 硝苯地平   B. 普萘洛尔

    C. 普罗帕酮   D. 维拉帕米

    E. 卡托普利

91. 患者，女，56岁。因风湿性心脏病给予地高辛 0.5mg/d，连续治疗 1 个月后，病情好转，但患者出现恶心呕吐、黄视症等症状。经检查：心电图 P-P 间期和 P-R 间期延长，诊断为地高辛中毒，房室传导阻滞。除立即停药外，还应采用的药物治疗是

    A. 苯妥英钠   B. 利多卡因

    C. 普萘洛尔   D. 钾盐

    E. 阿托品

92. 患者,女,60岁。突发气短4h,伴咳嗽、咳粉红色泡沫样痰,不能平卧。原发性高血压病史10余年。查体:BP 190/110mmHg。心率110次/min,律齐,双肺可闻干啰音及细湿啰音。该患者**不宜**立即使用的药物是

  A. 硝酸甘油   B. 吗啡

  C. 硝普钠   D. 美托洛尔

  E. 呋塞米

93. 患者,男,50岁。间断活动时喘憋1年余,近期加重,重体力活动即感喘憋,有夜间憋醒。约有10年原发性高血压病史。查体:BP 150/100mmHg。诊断为原发性高血压、慢性左心衰竭,患者经药物治疗症状好转,为改善预后需要长期使用的药物是

  A. 洋地黄类药物   B. 磷酸二酯酶抑制剂

  C. 肾上腺素能受体激动剂   D. 扩血管药

  E. 血管紧张素转换酶抑制药

94. 患者,男,65岁。反复劳力性胸痛3个月余。每次持续5~10min,休息2~3min可自行缓解。查体BP 150/90mmHg,心率110次/min,律齐。诊断为劳力性心绞痛、窦性心动过速。为控制心率,宜首选的药物是

  A. 美托洛尔   B. 胺碘酮

  C. 硝酸甘油   D. 硝苯地平

  E. 美西律

95. 患者,男,48岁。风湿性心脏病患者,因气短、全身水肿、肝大、颈静脉怒张,服用地高辛半个月后出现室性期前收缩呈二联律。除立即停用洋地黄并补充钾盐外,首选的抗心律失常药应为

  A. 苯妥英钠   B. 胺碘酮

  C. 普萘洛尔   D. 普罗帕酮

  E. 维拉帕米

96. 患者,男,50岁。患者白天工作、生活无不适,但夜间常有胸闷、胸骨后疼痛,发作时心电图相关导联的ST段抬高,诊断为变异型心绞痛,该患者**不能**用

  A. 普萘洛尔   B. 维拉帕米

  C. 硝酸甘油   D. 硝苯地平

  E. 硝酸异山梨酯

97. 患者,女,55岁。患有高血压,伴有心悸和劳力性心绞痛,应首选治疗的药物是

  A. β 受体拮抗剂   B. α_1 受体拮抗剂

  C. 利尿药   D. 硝酸酯类

E. 血管紧张素转换酶抑制药

98. 患者，男，60岁。因突然出现心悸、气促，咳粉红色泡沫样痰急诊。查体：BP 190/90mmHg，心率130次/min。护士应首先备好的药物是

    A. 毛花苷C，硝酸甘油，肾上腺素

    B. 硝普钠，毛花苷C，呋塞米

    C. 利多卡因，酚妥拉明，毛花苷C

    D. 毒毛花苷K，硝普钠，普萘洛尔

    E. 硝酸甘油，毛花苷C，多巴酚丁胺

99. 患者被诊断为慢性心力衰竭，用地高辛长期治疗，病情好转。当再次出现乏力、腹胀、心慌等症状，心率130次/min，心电图明显U波。正确的处理措施是

    A. 加大洋地黄用量   B. 立即肌内注射硫酸镁

    C. 补充氯化钾   D. 立即静脉注射呋塞米

    E. 静脉注射碳酸氢钠溶液

100. 患者，男，58岁。劳累后短暂胸骨后闷痛4个月，近日与人生气矛盾，心情郁闷，饮酒后突感心前区闷痛，有窒息感，出冷汗，脸色苍白。应选用的药物治疗是

    A. 氨茶碱   B. 硝酸甘油

    C. 地高辛   D. 胺碘酮

    E. 维拉帕米

A3 型题

101～103题共用题干

患者，男，50岁。有原发性高血压病史10余年，近多饮，多尿，测血压150/95mmHg，空腹血糖8.2mmol/L。医生诊断为高血压、糖尿病。

101. **不宜**选用的药物治疗是

    A. 普萘洛尔   B. 依那普利

    C. 卡托普利   D. 硝苯地平

    E. 氯沙坦

102. 如患者出现蛋白尿阳性，该患者应首选的药物是

    A. 肾素－血管紧张素－醛固酮系统抑制药

    B. 交感神经抑制药

    C. 利尿药

    D. β受体拮抗剂

    E. 血管扩张药

103. 如病情加重出现高血压危象，应选用的药物治疗是

    A. 可乐定　　　　　　　　　　B. 硝普钠

    C. 卡托普利　　　　　　　　　D. 氢氯噻嗪

    E. 利血平

104~105题共用题干

患者，男，55岁。患有高血压、高脂血症并伴有前列腺肥大，医生给予长效 α 受体拮抗剂特拉唑嗪治疗。

104. 该药易产生的不良反应是

    A. 心动过速　　　　　　　　　B. 升高血压

    C. 心率减慢　　　　　　　　　D. 直立性低血压

    E. 干咳

105. 为避免该药产生的不良反应，应采取的护理措施是

    A. 首次使用应与利尿药合用　　B. 首次早晨起床后服用

    C. 首次剂量加倍　　　　　　　D. 首次小剂量并睡前服

    E. 首次饭后服

106~108题共用题干

患者，女，48岁。有冠心病病史、肥厚型心肌病。近日出现心悸、乏力、眩晕等症状，心电图检查连续出现3个室性期前收缩，被诊断为室性心动过速。

106. 该患者首选的药物治疗是

    A. 维拉帕米　　　　　　　　　B. 利多卡因

    C. 苯妥英钠　　　　　　　　　D. 普萘洛尔

    E. 普罗帕酮

107. 该药还具有的作用是

    A. 抗癫痫　　　　　　　　　　B. 局部麻醉

    C. 镇静　　　　　　　　　　　D. 抗心力衰竭

    E. 抗心绞痛

108. 下列心律失常中，该药**无效**的是

    A. 心房颤动　　　　　　　　　B. 心室颤动

    C. 强心苷中毒所致的室性心律失常　D. 室性期前收缩

    E. 心肌梗死所致的室性心律失常

109~110题共用题干

患者，女，69岁。因胸闷、心悸就诊，心电图提示窦性心动过速。

109. 应选用的药物是

    A. 维拉帕米　　　　　　　　　　B. 普萘洛尔

    C. 硝苯地平　　　　　　　　　　D. 地高辛

    E. 利多卡因

110. 如为室上性心动过速,宜选用的药物是

    A. 维拉帕米　　　　　　　　　　B. 普萘洛尔

    C. 硝苯地平　　　　　　　　　　D. 地高辛

    E. 利多卡因

111～113题共用题干

患者,女,54岁。有冠心病病史10余年,5个月来间断胸骨后或心前区疼痛,持续2～3min,被诊断为冠心病心绞痛入院治疗。上午因与家人生气突感心前区闷痛,医生嘱用硝酸甘油。

111. 责任护士指导患者用药,下列**不妥**的是

    A. 嘱患者舌下含服

    B. 含服后应立位

    C. 舌下含化后,如有灼热、舌麻等刺激感说明药物有效

    D. 用药后出现头痛、面颈皮肤潮红、头晕系药物的副作用,不必紧张

    E. 用药期间应注意血压及心率变化

112. 下列药物中,与硝酸甘油联合用药可取长补短、提高疗效的是

    A. 硝苯地平　　　　　　　　　　B. 普萘洛尔

    C. 硝酸异山梨酯　　　　　　　　D. 地高辛

    E. 肾上腺素

113. 如患者同时伴有支气管哮喘,**不宜**选用的药物治疗是

    A. 普萘洛尔　　　　　　　　　　B. 硝苯地平

    C. 硝酸甘油　　　　　　　　　　D. 硝酸异山梨酯

    E. 维拉帕米

A4型题

114～117题共用题干

患者,男,60岁。心前区阵发性疼痛1个月,多在夜间发作,与活动无关。每次发作15min,发作时心电图Ⅱ、Ⅲ、aVF导联ST段抬高。诊断:变异型心绞痛。

114. 患者首选治疗的药物是

    A. 氢氯噻嗪　　　　　　　　　　B. 硝酸甘油

C. 硝苯地平　　　　　　　　　　　D. 普萘洛尔

E. 卡托普利

115. 该药的作用机制为

A. 抑制血管紧张素转换酶　　　　　B. 阻滞钙通道,抑制 Ca^{2+} 内流

C. 阻滞钾通道,抑制 K^+ 内流　　　D. 阻断 β 受体

E. 开放钾通道,促进 K^+ 外流

116. 该药的不良反应**不包括**

A. 头痛、眩晕　　　　　　　　　　B. 心悸

C. 踝部水肿　　　　　　　　　　　D. 咳嗽

E. 颜面潮红

117. 患者**不宜**选用的药物是

A. 硝酸异山梨酯　　　　　　　　　B. 单硝酸异山梨酯

C. 硝苯地平　　　　　　　　　　　D. 普萘洛尔

E. 阿司匹林

118~121 题共用题干

患者,男,50 岁。原发性高血压病史 10 余年,频繁头痛 1 周,血糖轻度升高。超声心动图示左心室壁轻度增厚。

118. 该患者适宜选用的抗高血压药是

A. 氢氯噻嗪　　　　　　　　　　　B. 依那普利

C. 普萘洛尔　　　　　　　　　　　D. 硝普钠

E. 利血平

119. 该抗高血压药的降压机制为

A. 抑制血管紧张素转换酶　　　　　B. 阻滞钙通道,抑制 Ca^{2+} 内流

C. 直接扩张血管　　　　　　　　　D. 阻断 β 受体拮抗剂

E. 激动 β 受体

120. 该抗高血压药的不良反应**不包括**

A. 首剂低血压　　　　　　　　　　B. 咳嗽

C. 血管神经性水肿　　　　　　　　D. 皮疹、味觉和嗅觉缺损

E. 高血糖

121. 下列选项中,用药护理**错误**的是

A. 食物可减少吸收,宜在餐前 1h 给药

B. 初始剂量过大可出现低血压,应小量开始试用并密切监测血压

C. 用药中注意检查血钾

D. 久用可致血锌降低而引起皮疹、味觉和嗅觉缺损、脱发等，长期用药应适当补锌

E. 对肾性高血压效果好，可用于双肾动脉狭窄患者

122~125题共用题干

患者，女，60岁。原发性高血压病史6年，今日突然感到头晕、头痛、恶心、呕吐等。查体：BP 200/130mmHg。诊断：高血压危象。

122. 该患者应选用的药物治疗是

    A. 硝苯地平　　　　　　　　　B. 哌唑嗪

    C. 拉贝洛尔　　　　　　　　　D. 肼屈嗪

    E. 硝普钠

123. 以下用药护理，**不正确**的是

    A. 静脉滴注给药，且严格控制滴速剂量

    B. 药液应提前配制

    C. 药液应新鲜配制

    D. 使用时须避光

    E. 用药过程中严密监测血压和心率变化

124. 该药的作用机理是

    A. 阻断 α 受体扩张血管

    B. 代谢产生一氧化氮，扩张小动脉和静脉

    C. 阻断 β 受体

    D. 阻滞钙通道

    E. 开放钾通道

125. 该药还可用于的疾病治疗是

    A. 直立性低血压　　　　　　　B. 心绞痛

    C. 心动过缓　　　　　　　　　D. 难治性心功能不全

    E. 快速型心律失常

126~129题共用题干

患者，男，58岁。原发性高血压病史10年，青光眼病史3年，吸烟史20年。近日劳动时感到胸闷、心悸，继之心前区疼痛，到医院就诊，经查被诊断为劳力性心绞痛。

126. 该患者可选用的药物治疗是

    A. 硝普钠　　　　　　　　　　B. 肼屈嗪

C. 硝苯地平   D. 硝酸甘油

E. 普萘洛尔

127. 该药也可用于治疗的疾病是

A. 窦性心动过缓   B. 房室传导阻滞

C. 高血压危象   D. 窦性心动过速

E. 糖尿病

128. 该药**禁用**的疾病治疗是

A. 心绞痛   B. 窦性心动过速

C. 充血性心功能不全   D. 支气管哮喘

E. 心悸

129. 该药在治疗心绞痛时，**没有**的作用是

A. 降低心肌耗氧量   B. 改善缺血区心肌供血

C. 促进氧合血红蛋白的解离   D. 减慢心率，使心内膜区血流增加

E. 增加心肌收缩力，缩短射血时间

130~134题共用题干

患者，女，55岁。原发性高血压病史9年，近日出现心力衰竭表现，医生给予口服地高辛 0.25mg，每日一次；口服氢氯噻嗪，25mg，每日 3 次，疗效较好。为迅速改善心力衰竭症状，患者擅自加倍使用地高辛，3d 后患者出现恶心、呕吐、室性期前收缩等症状。

130. 患者出现上述症状说明该患者

A. 心力衰竭症状没有得到缓解   B. 出现的症状与用药无关

C. 药量不足所致   D. 地高辛中毒

E. 心力衰竭症状明显改善

131. 该患者应采取的治疗措施**不包括**

A. 停用地高辛   B. 停用氢氯噻嗪

C. 补钾   D. 给予阿托品

E. 监测地高辛血药浓度

132. 治疗室性期前收缩应首选的药物是

A. 普鲁卡因胺   B. 普萘洛尔

C. 利多卡因   D. 胺碘酮

E. 硝苯地平

133. **不是**地高辛中毒的诱发因素是

A. 低血钾   B. 高血钙

C. 低血镁 　　　　　　　　　　D. 心肌缺氧

E. 高血压

134. 关于地高辛的作用机理，**错误**的是

A. 增强心肌收缩力 　　　　　　B. 降低衰竭心脏的耗氧量

C. 增加衰竭心脏的耗氧量 　　　D. 减慢心率

E. 减慢传导

（二）判断题

1. 长期应用噻嗪类利尿药可引起低钾、低钠等电解质改变，但对血糖，血脂没有影响。（　　　）

2. 硝苯地平作为抗高血压药，多推荐使用缓释片剂。（　　　）

3. 刺激性干咳是硝苯地平常见的不良反应。（　　　）

4. 卡托普利可用于治疗高血压伴有左心室肥厚的患者。（　　　）

5. 普萘洛尔治疗高血压合并支气管哮喘的患者效果好。（　　　）

6. 可乐定除了可以治疗高血压外，亦可作为吗啡类镇痛药成瘾者的戒毒药。（　　　）

7. 伴有精神抑郁症的高血压患者不宜使用利血平。（　　　）

8. 硝普钠最常用的给药途径为口服给药。（　　　）

9. 低血钾、低血钙，低血镁、心肌缺氧等是强心苷中毒的诱发因素。（　　　）

10. 强心苷通过延长心房有效不应期而治疗心房扑动。（　　　）

11. 血管紧张素受体阻滞药可用于治疗不能耐受 ACEI 所致干咳的高血压患者。（　　　）

12. 利多卡因是治疗室性心律失常的首选药，但对强心苷中毒引起的室性心律失常无效。（　　　）

13. 卡维地洛是 α 受体和 β 受体拮抗剂，阻断 β 受体的同时具有舒张血管的作用。（　　　）

14. 长期使用胺碘酮可引起甲状腺功能紊乱。（　　　）

15. 普萘洛尔对于心律失常伴有窦性心动过缓的患者疗效最好。（　　　）

16. 苯妥英钠是治疗强心苷中毒所致各种快速型心律失常的首选药。（　　　）

17. 硝酸甘油片口服作用快，是各型心绞痛的首选药。（　　　）

18. 硝苯地平扩张冠脉作用强，是治疗变异型心绞痛的首选药。（　　　）

19. 普萘洛尔治疗变异型心绞痛效果好。（　　　）

20. 维拉帕米与 β 受体拮抗剂合用可加强心脏抑制作用。（　　　）

21. 苯氧酸类药物主要是降低血液中的胆固醇和低密度脂蛋白。（　　　）

22. 他汀类有明显的调血脂作用,在治疗量时能明显降低低密度脂蛋白胆固醇。
（　　　）

（三）填空题

1. 目前临床上常用的第一线抗高血压药有＿＿＿＿＿＿＿、＿＿＿＿＿＿＿、＿＿＿＿＿＿＿、
＿＿＿＿＿＿＿＿＿＿＿＿＿＿＿、＿＿＿＿＿＿＿＿＿＿＿＿＿＿＿＿五类。

2. 哌唑嗪的作用机制为＿＿＿＿＿＿＿＿＿＿＿＿＿＿＿＿＿＿,部分患者首次用药可出现
严重的直立性低血压,＿＿＿＿＿＿＿＿＿＿＿＿＿＿＿＿＿＿＿,可减少此反应的发生。

3. 卡托普利可通过抑制＿＿＿＿＿＿＿减少＿＿＿＿＿＿＿的生成,从而使血压下降。

4. 卡托普利适用于各型高血压的治疗,尤其适用于合并＿＿＿＿＿＿＿、＿＿＿＿＿＿＿、
＿＿＿＿＿＿＿、＿＿＿＿＿＿＿的高血压患者。

5. 强心苷的不良反应主要表现在＿＿＿＿＿＿＿、＿＿＿＿＿＿＿、＿＿＿＿＿＿＿三方面。

6. 吲达帕胺兼有＿＿＿＿＿＿＿、＿＿＿＿＿＿＿双重作用。

7. 不宜治疗变异型心绞痛,但可治疗稳定型心绞痛的药物为＿＿＿＿＿＿＿。

8. 目前治疗 CHF 常用的药物有＿＿＿＿＿＿＿、＿＿＿＿＿＿＿、＿＿＿＿＿＿＿、＿＿＿＿＿＿＿
＿＿＿＿＿＿＿等。

9. 强心苷类药物的主要作用有＿＿＿＿＿＿＿、＿＿＿＿＿＿＿、＿＿＿＿＿＿＿。作用机制是
＿＿＿＿＿＿＿＿＿＿＿＿＿＿＿。

10. 强心苷增强心肌收缩力,对衰竭心脏作用的特点有＿＿＿＿＿＿＿、＿＿＿＿＿＿＿、
＿＿＿＿＿＿＿＿＿＿＿＿＿＿＿。

11. ＿＿＿＿＿＿＿因对心脏有抑制作用,传统观念认为禁用于心力衰竭的治疗。但
现在认为该类药物在 CHF 治疗中有着重要意义。

12. 血管紧张素转换酶抑制药治疗性心功能不全的药物主要作用是＿＿＿＿＿＿＿、
＿＿＿＿＿＿＿＿＿＿＿＿＿＿＿。

13. 长期服用胺碘酮者,应定期进行的检查有＿＿＿＿＿＿＿、＿＿＿＿＿＿＿、＿＿＿＿＿＿＿。

14. 利多卡因主要适用于各种＿＿＿＿＿＿＿,亦可用于＿＿＿＿＿＿＿。

15. 阵发性室上性心动过速的首选药是＿＿＿＿＿＿＿。

16. 临床常用于治疗心绞痛的药物有＿＿＿＿＿＿＿、＿＿＿＿＿＿＿、＿＿＿＿＿＿＿等。

17. 硝酸甘油多数不良反应是由其＿＿＿＿＿＿＿引起,如面颊部皮肤潮红、搏动性头
痛、眼压升高等。

18. HMG-CoA 还原酶抑制药又称＿＿＿＿＿＿＿,主要是降低＿＿＿＿＿＿＿和＿＿＿＿＿＿＿。

19. 苯氧酸类药物主要是降低＿＿＿＿＿＿＿和＿＿＿＿＿＿＿。

20. _____在小肠抑制饮食及胆汁中胆固醇的吸收，与他汀类药物合用，可克服他汀类剂量增加而效果不明显增强的缺陷。

（四）简答题

1. 简述抗高血压药的分类。请各举一个代表药。

2. 简述应用噻嗪类利尿剂降压可能出现的不良反应和注意事项。

3. 试述普萘洛尔的降压作用机制。

4. 简述 ACEI 用于抗高血压的作用特点。

5. 简述治疗 CHF 的药物分类。

6. 简述强心苷正性肌力作用的作用机制及作用特点。

7. 简述强心苷给药后应重点观察的不良反应。

8. 简述血管扩张药用于慢性心功能不全时的注意事项。

9. 简述抗心律失常药物的分类。请各举一个代表药。

10. 硝酸酯类与β受体拮抗剂合用治疗心绞痛的意义。

11. 简述他汀类药物降低血脂的作用机制。

参考答案

（一）选择题

1. D	2. A	3. B	4. E	5. D	6. B	7. E	8. D	9. A
10. D	11. E	12. A	13. E	14. C	15. D	16. E	17. B	18. D
19. B	20. B	21. E	22. C	23. C	24. E	25. B	26. E	27. B
28. E	29. B	30. E	31. A	32. A	33. D	34. B	35. B	36. D
37. C	38. A	39. E	40. C	41. E	42. B	43. A	44. E	45. C
46. A	47. A	48. C	49. C	50. C	51. E	52. D	53. D	54. D
55. A	56. D	57. A	58. B	59. B	60. E	61. E	62. E	63. C
64. C	65. C	66. A	67. A	68. C	69. D	70. C	71. D	72. A
73. C	74. D	75. D	76. B	77. E	78. C	79. D	80. E	81. D
82. C	83. E	84. B	85. E	86. B	87. C	88. D	89. E	90. D
91. E	92. D	93. E	94. A	95. A	96. A	97. A	98. B	99. C
100. B	101. A	102. A	103. B	104. D	105. D	106. B	107. B	108. A
109. B	110. A	111. B	112. B	113. A	114. C	115. B	116. D	117. D
118. B	119. A	120. E	121. E	122. E	123. B	124. B	125. D	126. E

127. D 128. D 129. E 130. D 131. D 132. C 133. E 134. C

（二）判断题

1. × 2. √ 3. × 4. √ 5. × 6. √ 7. √ 8. × 9. ×

10. × 11. √ 12. × 13. √ 14. √ 15. × 16. √ 17. × 18. √

19. × 20. √ 21. × 22. √

（三）填空题

1. 利尿药　钙通道阻滞药　β受体拮抗剂　血管紧张素转换酶抑制药　血管紧张素Ⅱ受体阻滞剂

2. 选择性地阻断血管平滑肌 $α_1$ 受体　首次用量减为 0.5mg,并于睡前服用

3. 血管紧张素Ⅰ转换酶,血管紧张素Ⅱ生成

4. 糖尿病　左心室肥厚　心力衰竭　急性心肌梗死

5. 胃肠道反应　神经系统反应　心毒性反应

6. 利尿　钙通道阻滞

7. 普萘洛尔

8. 正性肌力药　利尿药　血管扩张药　ACEI类　β受体拮抗剂

9. 正性肌力作用　负性频率作用　负性传导作用　抑制心肌细胞膜上钠钾泵

10. 增强心肌收缩效能　降低衰竭心脏的耗氧量　增加衰竭心脏的心排血量

11. β受体拮抗剂

12. 改善血流动力学　抑制心肌肥厚、血管增生及心肌重构

13. 肺部X线检查　肝功能检查　血清 T_3、T_4 监测

14. 室性心律失常　局部麻醉

15. 维拉帕米

16. 硝酸酯类　β受体拮抗剂　钙通道阻滞药

17. 血管舒张作用

18. 他汀类药物　胆固醇　低密度脂蛋白

19. 三酰甘油　极低密度脂蛋白

20. 依折麦布

（四）简答题

1. 根据药物的作用和机制可将抗高血压药分为五大类,即:

（1）利尿药:氢氯噻嗪。

（2）钙通道阻滞药:硝苯地平。

（3）肾素－血管紧张素－醛固酮系统抑制药:①血管紧张素转换酶抑制药:卡

托普利；②血管紧张素Ⅱ受体阻滞剂：氯沙坦；③肾素抑制药：瑞米吉仑。

（4）血管扩张药：①直接扩张血管药物：硝普钠；②钾通道开放药：米诺地尔；③其他：酮色林。

（5）交感神经抑制药：①中枢性抗高血压药：可乐定；②神经节阻断药：樟磺咪芬；③去甲肾上腺素能神经末梢阻滞药：利血平；④肾上腺素受体拮抗剂：α_1 受体拮抗剂哌唑嗪，β 受体拮抗剂普萘洛尔，α、β 受体拮抗剂拉贝洛尔。

2. 该类药单独应用治疗轻度高血压，中、重度高血压与其他抗高血压药联合用药，主张小剂量用药。长期大量使用可引起：①电解质紊乱，如低血钠、低血钾等，用药时应注意补钾或与留钾利尿药合用；②影响糖代谢及脂质代谢，升高血糖、血脂，故高血压患者合并有糖尿病或高脂血症者慎用；③提高血浆肾素活性，可与 β 受体拮抗剂等降低肾素活性的药物合用；④可导致高尿酸血症，故痛风患者慎用。

3. 普萘洛尔的降压机制　①阻断心脏 β_1 受体，抑制心肌收缩力并减慢心率，使心排血量减少，降低血压；②阻断肾小球近球细胞的 β_1 受体，抑制肾素释放，阻碍肾素－血管紧张素－醛固酮系统对血压的调节而发挥降压作用；③阻断去甲肾上腺素能神经突触前膜的 β_2 受体，抑制其正反馈作用而减少去甲肾上腺素的释放；④阻断中枢 β 受体，抑制兴奋性神经元，使外周交感神经功能降低，血管扩张，血压下降；⑤增加前列环素的合成，扩张血管。

4. 血管紧张素转换酶抑制药用于抗高血压的作用特点　①降压时无反射性心率加快；②不产生直立性低血压；③使肾血管阻力降低，增加肾血流量，能改善糖尿病患者肾脏病变；④长期服药可预防和逆转高血压所致的血管壁增厚和心肌肥厚，改善心功能；⑤减少醛固酮释放，减轻水钠潴留；⑥不引起电解质紊乱和脂质代谢异常；⑦长期应用无耐受性，停药后无反跳现象。

5. 治疗 CHF 的药物包括：

（1）肾素－血管紧张素－醛固酮系统抑制药：①ACEI：如卡托普利等；②ARB：如氯沙坦等；③醛固酮拮抗药：如螺内酯。

（2）利尿药：如氢氯噻嗪、呋塞米等。

（3）β 肾上腺素受体拮抗药：美托洛尔、卡维地洛等。

（4）正性肌力药：①强心苷类药：如地高辛等；②非苷类正性肌力药：米力农等。

（5）扩血管药：硝普钠、硝酸异山梨酯、肼屈嗪、哌唑嗪、硝苯地平等。

（6）其他类药物：如 SGLT-2 抑制剂等。

6. 强心苷作用机制　抑制心肌细胞膜上的钠钾泵，从而抑制 Na^+-K^+ 交换，导致细胞内 Na^+ 量增多，K^+ 量减少。进而通过 Na^+-Ca^{2+} 交换机制，Ca^{2+} 外流减少或内流增加,使心肌细胞内 Ca^{2+} 增加,心肌收缩力加强。

强心苷加强心肌收缩力的作用特点:①增强心肌收缩效能;②降低衰竭心脏的耗氧量;③增加衰竭心脏的心排血量。

7. (1)胃肠道反应:最常见的早期中毒症状,表现为厌食、恶心、呕吐、腹泻等。

(2)神经系统反应:有眩晕、头痛、疲倦、失眠、谵妄等症状,还可出现视觉障碍如黄视症、绿视症及视物模糊等。视觉异常通常是强心苷中毒的先兆,可作为停药指征。

(3)心毒性反应:各种类型的心律失常。是强心苷中毒最严重、最危险的不良反应:①快速型心律失常,其中室性期前收缩是最常见的早期中毒表现;②缓慢型心律失常,心率低于 60 次 /min 是停药指征。

8. 血管扩张药用于慢性心功能不全时的注意事项 ①用于 CHF 治疗仅是辅助药物,可短期应用,不宜作为常规治疗药物;②用药期间密切观察血压变化,随时调整剂量;③应从小剂量开始,停药时应逐渐减量,不可突然停药,否则将产生反跳现象,使病情突然变化甚至猝死。

9. 分为四类:

(1)Ⅰ类(钠通道阻滞药),又分为三小类:①Ⅰa 类(适度钠通道阻滞药),如奎尼丁;②Ⅰb 类(轻度钠通道阻滞药)如利多卡因;③Ⅰc 类(重度钠通道阻滞药),如普罗帕酮。

(2)Ⅱ类(β受体拮抗剂),如普萘洛尔。

(3)Ⅲ类(延长动作电位时程药),如胺碘酮。

(4)Ⅳ类(钙通道阻滞药),如维拉帕米。

10. 临床上常将硝酸酯类与β受体拮抗剂联合应用治疗心绞痛,两类药物合用不仅能明显降低心肌耗氧量,而且可取长补短。其临床意义:①β受体拮抗剂能纠正硝酸酯类引起的反射性心率加快和心肌收缩力增强的不利影响;②硝酸酯类可对抗β受体拮抗剂所致冠脉收缩和心室容积增大的缺点。

11. 他汀类药物的作用机制 竞争性抑制肝脏胆固醇合成的限速酶(HMG-CoA 还原酶)的活性,降低血中胆固醇、LDL,升高 HDL。

(杨飞雪)

项目五 │ 血液和造血系统药物与用药护理

知识要点

知识点	学习提示
促凝血药的代表药物、作用与用途	1. 维生素K 参与肝脏凝血因子Ⅱ、Ⅶ、Ⅸ、Ⅹ的合成。其主要用于治疗维生素K缺乏引起的出血，包括：①肝胆疾病引起的出血；②早产儿、新生儿及长期用药广谱抗生素患者所引起的出血；③凝血酶原过低的出血 2. 氨甲苯酸 竞争性抑制纤溶酶原激活物→抑制纤维蛋白溶解而止血。其主要用于纤溶酶活性亢进引起的出血，如产后出血、前列腺、肝、胰、肺等大手术后的出血 3. 凝血酶 催化血中的纤维蛋白原水解为纤维蛋白。其主要用于局部止血，直接接触创面才能起效。口服或局部灌注可用于消化道出血，应新鲜配制，严禁注射给药
促凝血药的不良反应及防治	1. 维生素K 肌内注射为宜，静脉滴注用0.9% NaCl注射液或葡萄糖注射液稀释后，立即使用。静脉滴注时应避光，缓慢递增，并严密监护患者情况。大剂量可致新生儿、早产儿溶血性贫血、黄疸，注意控制剂量。缺乏葡萄糖-6-磷酸脱氢酶者可诱发急性溶血。过量诱发血栓栓塞，口服香豆素类（或肝素）解救。肝功能不全及缺乏葡萄糖-6-磷酸脱氢酶者慎用，严重肝病者及孕妇禁用 2. 氨甲苯酸 过量可促进血栓形成，诱发心肌梗死。禁用于有血栓形成倾向或有血栓栓塞病史者。氨甲环酸不宜与苯唑西林、口服避孕药合用 3. 凝血酶 应新鲜配制，严禁注射给药
抗凝血药的作用特点	1. 肝素 激活抗凝血酶Ⅲ（AT-Ⅲ），使凝血因子Ⅻa、Ⅺa、Ⅹa、Ⅸa活性丧失，抑制凝血酶作用，血液不能凝固而发挥抗凝血作用。作用迅速、强大；体内体外均有效；皮下、静脉给药，口服无效。对已形成的血栓无溶解作用。临床上主要用于：①急性血栓栓塞性疾病；②弥散性血管内凝血；③体外抗凝

知识点	学习提示
抗凝血药的作用特点	2. 香豆素类　对抗维生素 K 活化凝血因子,干扰肝脏合成凝血因子 II、XII、IX、X 而发挥抗凝血作用。对已形成的凝血因子无作用,且无体外抗凝作用
	3. 枸橼酸钠　通过枸橼酸根离子与血浆中 Ca^{2+} 结合,形成不易解离的络合物,从而降低血 Ca^{2+} 浓度,使凝血过程受阻,发挥抗凝作用。仅用于体外血液保存,用于贮存和输血时的抗凝
抗凝血药的不良反应及防治	1. 肝素　过量易致自发性出血,可缓慢静脉滴注 1% 鱼精蛋白拮抗,滴注过快易引发心力衰竭。与水杨酸类、口服抗凝药、右旋糖酐等药物合用可加重出血危险。长期用药可引起骨质疏松,引起自发性骨折;妊娠期妇女可引起早产及死胎
	2. 香豆素类　过量易致自发性出血,大量维生素 K 可对抗。其易通过胎盘屏障,可导致胎儿出血,并影响胎儿骨骼发育,孕妇禁用
	3. 枸橼酸钠　大量输血时可引起血液中钙离子浓度降低,导致手足搐搦、血压下降。必要时可应用钙剂治疗
促纤维蛋白溶解药的作用特点及注意事项	1. 链激酶　用于治疗急性血栓栓塞性疾病如急性肺栓塞、深部静脉栓塞、脑栓塞和急性心肌梗死等。对不超过 6h 血栓疗效较佳,对陈旧性血栓栓塞性疾病疗效差。可发生严重过敏反应。过量严重出血可注射氨甲苯酸对抗。冷藏保存,配制后 24h 内使用
	2. 尿激酶　能直接激活纤溶酶原转变为纤溶酶,发挥溶栓作用。其主要用于心肌梗死、肺栓塞、脑栓塞等血栓栓塞性疾病。本药溶液必须在临用前用灭菌注射用水溶解,不能用酸性液体稀释。冷藏保存。剂量过大可致出血,用氨甲苯酸对抗
常用抗血小板药的作用特点及注意事项	1. 阿司匹林　小剂量(50~100mg/d)可防止血栓形成和发展。其用于心肌梗死、脑梗死、深静脉血栓、心绞痛的预防和治疗。不良反应主要有胃肠道反应、凝血障碍、过敏反应和瑞氏综合征
	2. 双嘧达莫　通过抑制磷酸二酯酶的活性,抑制血小板聚集和黏附,产生抗血栓作用。其通常与阿司匹林或华法林合用,临床用于治疗血栓栓塞性疾病的防治和预防心脏瓣膜置换术后血栓形成。不宜与葡萄糖以外的其他药物混合注射
抗贫血药的选择	1. 缺铁性贫血　铁剂(硫酸亚铁、枸橼酸铁铵、琥珀酸亚铁、右旋糖酐铁)
	2. 营养性巨幼细胞贫血　叶酸
	3. 药物引起的巨幼细胞贫血　亚叶酸钙。恶性贫血:维生素 B_{12}

知识点	学习提示
铁剂的作用特点、用途、不良反应及注意事项	口服铁或食物中的铁以亚铁形式吸收。维生素C及食物中的还原物质可促进铁的吸收。胃酸缺乏和服用抗酸药、鞣酸、磷酸盐、高钙等可妨碍铁的吸收，四环素等能与铁形成络合物，影响吸收。铁剂主要用于慢性失血、机体需要量增加而补充不足、胃肠吸收减少和红细胞大量破坏。小孩误服1g以上可致急性中毒，立即催吐，用磷酸盐或碳酸盐溶液洗胃并注入特殊解毒药去铁铵结合胃内残存的铁
叶酸、维生素B_{12}的作用特点	1. 叶酸 在体内转成四氢叶酸后，参与氨基酸和核酸的合成。当缺乏时，引起巨幼细胞贫血。其用于治疗营养性、婴儿期或妊娠期巨幼细胞贫血 2. 维生素B_{12} 广泛存在动物内脏、牛奶、蛋黄中。注射给药治疗胃黏膜萎缩致内因子缺乏影响维生素B_{12}吸收，引起的恶性贫血
右旋糖酐的作用及用途、不良反应及注意事项	1. 作用及用途 ①扩充血容量，用于低血容量性休克患者；②改善微循环，用于治疗感染性休克；③抗凝血，用于血栓栓塞性疾病；④渗透性利尿，防止急性肾损伤 2. 不良反应及注意事项 ①过敏反应，用前皮试，缓慢滴注；②凝血障碍和出血，用量 >1 000ml，可出现凝血障碍，用纤维蛋白溶解药对抗；③与硫喷妥钠混合产生沉淀，与维生素B_{12}、双嘧达莫混合可影响药效

难点解析

血液系统同时具有凝血与抗凝血、纤溶与抗纤溶功能，两者保持动态平衡，血液处于流动的理想状态。一旦平衡失调，就可导致血管内凝血或引起出血性疾病。促凝血药主要通过参与凝血因子的合成，抑制纤溶酶激活或活性或直接发挥凝血酶作用而产生凝血作用。抗凝血药抑制凝血过程各个环节、阻碍纤维蛋白形成，防止血液凝固。溶栓药能激活纤溶酶，促进纤维蛋白溶解，发挥溶栓作用，对早期形成的血栓疗效较好，对陈旧性血栓疗效不佳。

铁是红细胞成熟阶段合成血红蛋白必不可少的物质。当铁缺乏时，血红蛋白合成减少，而脱氧核糖核酸（DNA）的合成不受影响，所以此时红细胞的分裂增殖仍接近正常，血液中红细胞数量减少并不多，但红细胞体积小，血红蛋白含量低，故出现小细胞低色素性贫血，即缺铁性贫血。

叶酸和维生素B_{12}是DNA合成的主要辅酶，DNA的合成又是细胞分裂增殖的基本条件。在红细胞分裂增殖过程中，当这些辅酶缺乏时，会使不成熟红细胞增殖受阻,并停留在幼稚阶段,但 RNA、蛋白质的合成未受影响仍可进行,致使细胞核和细胞质之间发生不平衡,而产生高色素的巨幼细胞贫血。

巩固提高

患者,女,16 岁,有挑食、偏食的坏习惯。近 1 年食欲越来越差,逐渐出现头晕、乏力、记忆力下降,面色苍白的症状。经医院检查: Hb 95g/L,被诊断为轻度缺铁性贫血。

请问:

1. 该患者应该服用哪些药物?

2. 对该患者的用药护理指导有哪些?

解析:

1. 该患者应服用铁剂,给予补充铁剂的同时可以服用维生素 C、果糖、半胱氨酸等还原物质,将三价铁(Fe^{3+})还原为二价铁(Fe^{2+}),便于铁剂吸收。

2. 护士对患者用药护理指导时应提示,铁剂不能与牛奶、茶、鞣酸类、四环素及抗酸药合用,以免影响铁剂吸收。铁剂有一定的刺激性,宜饭后服,勿嚼碎或掰开服用。药物要妥善保管,以免小孩误服。同时提醒患者多吃含铁丰富的动物血、肝脏、瘦肉、鱼、禽以及深色蔬菜等。在饮食上注意荤素搭配,以及进食铁强化食品,保证铁的合理摄入。

综合练习

(一)选择题

A1 型题

1. 维生素 K 的止血机制是

   A. 抑制纤溶酶原的激活
   B. 促进血管收缩
   C. 抑制抗凝血酶
   D. 参与凝血因子 II、VII、IX、X 的合成
   E. 参与凝血因子 VIII、X、XI、XII 的合成

2. 下列疾病中,维生素 K 对其出血无效的是

   A. 阻塞性黄疸
   B. 华法林过量
   C. 肺疾病所致的咯血
   D. 新生儿出血
   E. 长期大量应用广谱抗生素

3. 过量使用维生素K诱发血栓栓塞性疾病可用于解救的药物是

    A. 肝素   B. 枸橼酸钠

    C. 阿司匹林   D. 链激酶

    E. 双嘧达莫

4. 肝素过量导致的自发性出血，可用于拮抗治疗的药物是

    A. 维生素K   B. 鱼精蛋白

    C. 右旋糖酐   D. 氨甲苯酸

    E. 华法林

5. 肝素的抗凝作用的主要机制是

    A. 与钙离子形成络合物   B. 激活抗凝血酶Ⅲ（AT-Ⅲ）的活性

    C. 激活纤溶酶   D. 对抗维生素K的作用

    E. 收缩血管

6. 药物性引起的巨幼细胞贫血，可选用进行治疗的药物是

    A. 亚叶酸钙   B. 叶酸

    C. 维生素 B_{12} D. 铁剂

    E. 羟乙基淀粉

A2 型题

7. 患儿，女，14个月。母乳喂养，未添加辅食。近来面色蜡黄。表情呆滞，查红细胞体积大，颜色深，宜选择的药物治疗组合是

    A. 铁剂＋维生素C   B. 叶酸＋维生素 B_{12}

    C. 铁剂＋维生素K   D. 铁剂＋叶酸

    E. 铁剂＋维生素 B_{12}

8. 患者，男，50岁。有心绞痛病史，本次心绞痛发作口含硝酸甘油片病情未见好转，被诊断为急性心肌梗死。抗凝最好选用的药物是

    A. 肝素   B. 枸橼酸钠

    C. 尿激酶   D. 华法林

    E. 双嘧达莫

A3 型题

9～11题共用题干

患儿，男，90d，35周早产。出生体重3 600g，生后人工喂养。血常规：血红蛋白90g/L，红细胞数 3.0×10^{12}/L，被诊断为营养性缺铁性贫血，给予铁剂治疗。

9. 同服会阻碍铁剂吸收的物质是

A. 维生素 C   B. 稀盐酸

C. 碳酸氢钠溶液   D. 果糖

E. 半胱氨酸

10. 口服铁剂最常见的不良反应是

A. 胃肠道反应   B. 胃酸分泌过多

C. 肝损害   D. 肾衰

E. 昏迷

11. 护士对家长进行铁剂的用药指导中，**错误**的是

A. 在饭前服用   B. 应从小剂量开始服用

C. 过量易中毒   D. 可与维生素 C 同时服用

E. 疗程至 Hb 正常后 2 个月左右停药

A4 型题

12～14 题共用题干

患者，女，60 岁。在与朋友交谈时，突然说话不清，口角歪斜，流口水，急送医院。体检发现左侧肢体轻度瘫痪，被诊断为脑栓塞，立即给予尿激素治疗。

12. 尿激素最佳的给药方法是

A. 肌内注射   B. 静脉注射

C. 皮下注射   D. 口服

E. 静脉推注

13. 如果尿激酶用药过量引起出血，可用来对抗治疗的药物是

A. 维生素 K   B. 鱼精蛋白

C. 肝素   D. 氨甲苯酸

E. 垂体后叶激素

14. 患者治愈出院后，宜选用防止血栓形成的口服药物是

A. 维生素 K   B. 肝素

C. 华法林   D. 氨甲苯酸

E. 链激酶

（二）判断题

1. 静脉滴注维生素 K 时，宜用 0.9%NaCl 注射液或葡萄糖注射液稀释。（　　　）

2. 静脉滴注维生素 K 稀释后立即使用，注意避光。（　　　）

3. 氨甲环酸可以与口服避孕药联合使用。（　　　）

4. 铁剂以 Fe^{3+} 形式在十二指肠和空肠上段吸收。（　　　）

5. 右旋糖酐可以与维生素 B_{12} 同时使用。（　　　）

（三）填空题

1. 维生素 K 可诱发_____缺乏者急性溶血。

2. 根据病因及发病机制的不同，贫血可分为三种类型：_____、_____、_____。

3. 目前常用的抗贫血药物有_____、_____、_____。

4. 长期应用氨甲蝶呤、乙胺嘧啶等药物引起的巨幼细胞贫血需要用_____。

5. 右旋糖酐能提高_____渗透压，增加_____，主要用于_____休克。

（四）名词解释

贫血

（五）简答题

1. 肝素的临床应用有哪些？

2. 应用铁剂时应注意的事项有哪些？

参考答案

（一）选择题

1. D　　2. C　　3. A　　4. B　　5. B　　6. A　　7. B　　8. C　　9. C
10. A　　11. A　　12. B　　13. D　　14. C

（二）判断题

1. √　　2. √　　3. √　　4. ×　　5. ×

（三）填空题

1. 葡萄糖 -6- 磷酸脱氢酶

2. 缺铁性贫血　巨幼细胞贫血　再生障碍性贫血

3. 铁剂　叶酸　维生素 B_{12}

4. 亚叶酸钙治疗

5. 血浆胶体　血容量　各种原因引起的低血容量性

（四）名词解释

外周循环血液在单位容积内的血红蛋白量（Hb）、红细胞计数（RBC）和 / 或血细胞比容（hematocrit，HCT）低于正常值的一种病理状态。

（五）简答题

1. 肝素临床上主要用于：①急性血栓栓塞性疾病，主要用于防治心肌梗死、肺栓塞、脑血管栓塞、外周静脉血栓和血管手术时的栓塞。②弥散性血管内凝血（disseminated intravascular coagulation，DIC），早期应用于 DIC，可防止微血栓形成，并可防治纤维蛋白原及其他凝血因子消耗引起的继发性出血。③体外抗凝，用于心血管手术、血液透析、心导管检查等。

2. 使用铁剂时应注意：①胃肠道反应。口服铁剂应饭后或两餐间服用。②便秘及黑便。应注意和血便区别。③急性中毒。注意保管铁剂，以免小儿误服。如发现中毒，立即催吐、洗胃，并用特殊解毒药去铁铵，同时采取抗休克治疗。

（姚勇志）

项目六 | 泌尿系统药物与用药护理

知识要点

知识点	学习提示
呋塞米的作用特点、作用原理与用途、不良反应及注意事项	呋塞米属于高效能利尿药,作用于肾小管髓袢升支粗段皮质部和髓质部。利尿作用迅速、强大而短暂;还有扩血管作用。对心、肝、肾性等各类水肿均有效 呋塞米主要用于治疗急性肺水肿、其他利尿药无效的顽固性水肿和严重水肿;预防急性肾损伤;降压;促进毒物排泄;也可用于高钙血症和高钾血症;高血压危象、心功能不全的辅助治疗 其主要不良反应有:①水与电解质紊乱,低血钾最为常见;②耳毒性,禁止与有耳毒性的药物合用(如氨基糖苷类);③长期用药可出现高尿酸血症,痛风患者禁用
氢氯噻嗪的作用特点、作用原理与用途、不良反应及注意事项	氢氯噻嗪属于中效能利尿药,作用于髓袢升支粗段皮质部和肾远曲小管近端。利尿作用温和而持久;抗利尿作用;降压作用,常作为基础抗高血压药 临床上用于:①心源性水肿和肾性水肿;②与其他抗高血压药合用治疗高血压;③用于肾性尿崩症及加压素无效的垂体性尿崩症 不良反应有①电解质紊乱,以低钾血症常见;②高尿酸血症,痛风患者慎用;③长期使用可导致高血糖症、高脂血症,糖尿病、高脂血症患者慎用;④过敏反应,长期使用还可导致高钙血症
螺内酯的作用特点、作用原理与用途、不良反应及注意事项	螺内酯属于低效能利尿药,作用于远曲小管和集合管。利尿作用缓慢、温和而持久 主要用于治疗与醛固酮有关的顽固性水肿(如肝硬化腹水、肾病综合征等) 不良反应以高血钾常见;性激素样作用,女性月经紊乱、乳房触痛、性功能下降等,男性乳房女性化、阳痿等

知识点	学习提示
脱水药：甘露醇的作用特点、作用原理与用途、不良反应与注意事项	脱水药的共同特征：①不易通过毛细血管透入组织；②易经肾小球滤过；③不易被肾小管重吸收；④在体内不易被代谢。具有脱水作用和利尿作用 临床上主要用于：①治疗脑水肿；②预防各种原因引起的急性肾损伤；③青光眼手术前准备和青光眼急性发作 静脉注射过快，可致一过性头痛、眩晕、视物模糊、心悸等；心功能不全者禁用；颅内有活动性出血者禁用。气温较低时易析出结晶，加热或振摇，待结晶完全溶解后方可静脉使用
调节水、电解质平衡药的作用原理与用途、不良反应与注意事项	1. 氯化钠　Na^+ 是人体细胞外液主要的阳离子，是维持细胞外液渗透压和血容量的重要成分，是维持组织细胞兴奋性和神经肌肉应激性的必要离子 临床上用于：①低钠综合征；②脱水或休克，出血过多又无法输血时，可短暂补充血容量纠正脱水；③ 0.1%～0.2% 的口服溶液可防中暑；0.9% 的溶液可冲洗眼睛、伤口 过量可导致高钠血症，心、脑、肾功能不全及血浆蛋白过低者慎用；肺水肿患者禁用。对酸中毒者，宜选用含碳酸氢钠溶液和乳酸钠的复方氯化钠注射液 2. 氯化钾　K^+ 是细胞内的主要阳离子，是维持细胞内渗透压的主要成分，是维持神经肌肉兴奋性和心肌正常生理功能所必需的离子 临床上用于：①低钾血症；②防治强心苷中毒引起的快速型心律失常 静脉给药严禁推注，宜稀释后缓慢静脉滴注。静脉滴注过快可致心律失常甚至心脏停搏而死亡
调节酸碱平衡药的作用原理与用途、不良反应与注意事项	碳酸氢钠溶液又称小苏打 临床上用于：①代谢性酸中毒；②碱化尿液，主要用于巴比妥类、阿司匹林等弱酸性药物中毒解救；与磺胺类药物同服，减少磺胺结晶析出，防治肾损害；增强氨基糖苷类抗生素对尿路感染的疗效；③中和胃酸 过量可引起代谢性碱中毒。充血性心力衰竭、肾衰竭、低钾患者慎用

难点解析

利尿药作用机制：髓袢升支的功能与利尿药作用关系密切，此段可将原尿中 Na^+ 的 30%～35% 重吸收，而不伴有水的重吸收，是强效、中效利尿药的重要作用部位，髓袢升支粗段 NaCl 的重吸收，依赖于管腔内侧 $Na^+-K^+-2Cl^-$ 共同转运系统。

当原尿流经髓袢升支粗段时，随着 NaCl 的重吸收，管腔内尿液逐渐由高渗变为低渗，这就是肾对尿液的稀释功能。NaCl 被重吸收到髓质间质后与尿素共同使髓袢所在的髓质组织间液的渗透压提升为高渗状态，这样当尿液流经开口于髓质乳头的集合管时，由于管腔内液体与高渗髓质间存在着渗透压差，在抗利尿激素作用下，大量水被重吸收回去，这就是肾对尿液的浓缩功能。因此，当髓袢升支粗段髓质和皮质部对 NaCl 的重吸收被抑制时，肾的稀释功能与浓缩功能都降低，呈现强大的利尿作用。高效利尿药呋塞米等抑制升支粗段髓质部和皮质部，而中效利尿药噻嗪类等则抑制髓袢升支粗段皮质部和远曲小管开始部分对 NaCl 的重吸收，产生利尿作用。

巩固提高

患者，男，60 岁。原发性高血压病史 10 年，突感极度胸闷、气短、大汗淋漓、心率增快，咳嗽、咳粉红色泡沫样痰，端坐呼吸，两肺布满湿啰音及哮鸣音，BP 200/110mmHg，被诊断为急性肺水肿。

请问：

对水肿患者如何治疗？

解析：

对水肿患者的症治疗分为对因治疗和对症治疗。

对因治疗：针对水肿原因进行原发病的治疗，如心源性、肾源性、肝源性水肿应尽力解除其病因，改善其功能；营养不良性水肿应增加营养；内分泌性水肿应用药物使其内分泌激素水平恢复到正常水平；炎症性水肿应用有效的抗生素进行治疗；药物所致的水肿应停药观察。

对症治疗首选利尿脱水，肺水肿首选呋塞米、心源性水肿首选氢氯噻嗪、肝源性水肿首选螺内酯、脑水肿首选甘露醇。

综合练习

（一）选择题

A1 型题

1. 以下药物，切忌直接静脉推注的药物是

    A. 利多卡因   B. 青霉素 G

C. 甲氧氯普胺　　　　　　　　D. 氯化钠

E. 氯化钾

2. 氯化钾**禁用于**

A. 低钾血症患者　　　　　　　B. 洋地黄中毒

C. 高血钾患者　　　　　　　　D. 高血压患者

E. 肝功能不全者

3. 碳酸氢钠溶液在临床常用于治疗

A. 呼吸性碱中毒　　　　　　　B. 呼吸性酸中毒

C. 代谢性碱中毒　　　　　　　D. 代谢性酸中毒

E. 酸碱平衡失调

4. 氯化钠**禁用于**

A. 肺水肿患者　　　　　　　　B. 低渗性失水

C. 高渗性失水　　　　　　　　D. 等渗性失水

E. 严重的低钠血症

5. 碳酸氢钠溶液用药过量可导致的不良反应是

A. 代谢性酸中毒　　　　　　　B. 代谢性碱中毒

C. 呼吸性碱中毒　　　　　　　D. 呼吸性酸中毒

E. 酸碱平衡失调

6. 人体细胞内液最主要的阳离子是

A. 钠　　　　　　　　　　　　B. 钾

C. 镁　　　　　　　　　　　　D. 钙

E. 锌

7. 临床上最常用的碱性调节酸碱平衡药是

A. 葡萄糖　　　　　　　　　　B. 氯化钾

C. 氯化铵　　　　　　　　　　D. 碳酸氢钠溶液

E. 氯化钠

8. 口服补液盐**不能**补充的物质是

A. 钠　　　　　　　　　　　　B. 钾

C. 糖　　　　　　　　　　　　D. 水分

E. 钙

9. 常作为基础抗高血压药的是

A. 呋塞米　　　　　　　　　　B. 氢氯噻嗪

C. 螺内酯 D. 氨苯蝶啶

E. 甘露醇

10. 急性肺水肿应首选的药物是

A. 甘露醇 B. 呋塞米

C. 氢氯噻嗪 D. 螺内酯

E. 环戊噻嗪

11. **不宜**与氨基糖苷类抗生素合用的利尿药是

A. 氢氯噻嗪 B. 螺内酯

C. 布美他尼 D. 氨苯蝶啶

E. 呋塞米

12. 充血性心力衰竭**不宜**选用的药物是

A. 甘露醇 B. 呋塞米

C. 氢氯噻嗪 D. 螺内酯

E. 氨苯蝶啶

13. 脑水肿患者首选用药

A. 20% 甘露醇 B. 山梨醇

C. 呋塞米 D. 依他尼酸

E. 50% 葡萄糖溶液

14. 使用呋塞米一般**不引起**

A. 高血钙症 B. 高尿酸血症

C. 低血镁症 D. 低血钾症

E. 低血钠症

15. 拮抗醛固酮作用而发挥利尿的药物是

A. 螺内酯 B. 氨苯蝶啶

C. 阿米洛利 D. 呋塞米

E. 氢氯噻嗪

16. 氢氯噻嗪长期应用,以下护理措施,**错误**的是

A. 建议患者少吃动物内脏 B. 用药期间定时测量血压

C. 定期测患者体重 D. 建议患者定期接受血液生化检查

E. 建议患者高盐高脂饮食

17. 甘露醇用于肠道清洁,给药途径可以为

A. 静脉注射 B. 口服

C. 外用   D. 静脉滴注

E. 肌内注射

18. 静脉滴注氯化钾注射液适宜浓度为

A. 0.1%～0.3%   B. 0.2%～0.4%

C. 0.1%～0.2%   D. 0.2%～0.5%

E. 0.3%～0.5%

19. 生理盐水的浓度是

A. 0.1%   B. 0.3%

C. 0.9%   D. 3%

E. 9%

20. 林格液（复方氯化钠注射液）含有的成分为

A. 氯化钠、氯化钾、氯化钙、乳酸钠

B. 氯化钠、氯化钾、碳酸氢钠溶液、葡萄糖

C. 氯化钠、氯化钾、碳酸氢钠溶液

D. 氯化钠、氯化钾、葡萄糖

E. 氯化钠、氯化钾、氯化钙

21. 口服补液盐**不能**补充的物质是

A. 钠   B. 钾

C. 糖   D. 液体

E. 锌

22. 呋塞米的不良反应**不包括**

A. 低钾血症   B. 高镁血症

C. 高尿酸血症   D. 低氯性碱中毒

E. 耳毒性

23. 痛风者慎用的药物是

A. 氢氯噻嗪   B. 螺内酯

C. 氨苯蝶啶   D. 阿米洛利

E. 甘露醇

24. 呋塞米**不宜**合用的抗生素是

A. 青霉素   B. 头孢曲松

C. 卡那霉素   D. 红霉素

E. 环丙沙星

25. 治疗脑水肿,降低颅内压的首选药物是
    A. 20% 甘露醇
    B. 山梨醇
    C. 呋塞米
    D. 依他尼酸
    E. 50% 葡萄糖溶液

26. 下列药物中,利尿作用最强的是
    A. 氯噻酮
    B. 环戊噻嗪
    C. 呋塞米
    D. 氢氯噻嗪
    E. 螺内酯

27. 关于螺内酯叙述,**不正确**的是
    A. 利尿作用弱而持久
    B. 起效慢
    C. 久用可引起高血钾
    D. 对切除肾上腺者有效
    E. 可以治疗肝性水肿

28. 碳酸氢钠溶液用药过量可导致水肿、精神症状、肌肉疼痛等,主要的原因是
    A. 代谢性酸中毒
    B. 代谢性碱中毒
    C. 呼吸性碱中毒
    D. 呼吸性酸中毒
    E. 酸碱平衡失调

29. 当应用高效能利尿药治疗水肿时,应及时补充
    A. 钾盐
    B. 钙盐
    C. 镁盐
    D. 钠盐
    E. 葡萄糖

30. 下列**不属于**呋塞米的适应证的是
    A. 急性左心衰竭
    B. 急性肺水肿
    C. 加速毒物的排泄
    D. 尿崩症
    E. 急性肾功能不全早期

31. 治疗继发性醛固酮增多症的首选药物是
    A. 呋塞米
    B. 氢氯噻嗪
    C. 氨苯蝶啶
    D. 螺内酯
    E. 甘露醇

A2 型题

32. 患者,男,54 岁。因高钾血症入院,为改善患者酸中毒症状,应使用的酸碱平衡调节药是
    A. 碳酸氢钠溶液
    B. 乳酸钠

C. 葡萄糖   D. 氯化钠

E. 复方氯化钾

33. 患者以口渴多饮多尿就诊,确诊为肾性尿崩症。可用于治疗的药物是

A. 甘露醇   B. 呋塞米

C. 氢氯噻嗪   D. 螺内酯

E. 环戊噻嗪

34. 患儿,男,3岁。因腹泻引起脱水需静脉补液,每500ml葡萄糖溶液中加10%氯化钾溶液最多不得超过的量是

A. 5ml   B. 7.5ml

C. 10ml   D. 15ml

E. 20ml

35. 患者,女,40岁。服用大量巴比妥严重中毒,除洗胃导泻等措施,可用来加速毒物排泄的利尿药物是

A. 呋塞米   B. 氢氯噻嗪

C. 吲达帕胺   D. 螺内酯

E. 氨苯蝶啶

36. 患儿,男,1岁。因腹泻引起脱水需静脉补液,每250ml葡萄糖溶液中加10%氯化钾溶液最多不得超过的量是

A. 6ml   B. 6.5ml

C. 7ml   D. 7.5ml

E. 8ml

37. 患者,男,35岁。以"右肩疼痛、肿胀、无力1d"为主诉入院。经检查,考虑为急性肺水肿。最适于治疗的药物是

A. 呋塞米   B. 氢氯噻嗪

C. 乙酰唑胺   D. 螺内酯

E. 氨苯蝶啶

38. 男性,患者,67岁。有充血性心力衰竭病史,出现了呼吸困难,咳粉红色泡沫样痰,水肿,被诊断为充血性心力衰竭并急性肺水肿,应选用的利尿剂是

A. 甘露醇   B. 氨茶碱

C. 呋塞米   D. 氨苯蝶啶

E. 螺内酯

A3 型题

39~41题共用题干

患者，男，55 岁。多年来患有慢性充血性心力衰竭，近日天气变化，突发急性肺水肿，来医院就诊：医生处方静脉注射呋塞米。

39. 呋塞米的作用部位是

    A. 增加肾小球的滤过   B. 作用于近曲小管

    C. 作用于远曲小管   D. 作用于髓袢降支

    E. 作用于髓袢升支

40. 消除该患者的水肿**不能**应用的药物是

    A. 甘露醇   B. 氢氯噻嗪

    C. 呋塞米   D. 螺内酯

    E. 环戊氯噻

41. 为预防患者的血钾变化，可选用的用药方案是

    A. 呋塞米 + 依他尼酸   B. 呋塞米 + 氢氯噻嗪

    C. 呋塞米 + 螺内酯   D. 氢氯噻嗪 + 氯噻酮

    E. 螺内酯 + 氨苯蝶啶

42~44题共用题干

患者，女，46 岁。心悸、气短 5 年，病情加重伴下肢水肿 1 年，5 年前过劳自觉心悸、气短，休息可缓解，可胜任一般工作，近 1 年来反复出现下肢水肿，来院就诊。

42. 患者可能出现的疾病是

    A. 支气管哮喘   B. 慢性充血性心力衰竭

    C. 肾炎   D. 肝硬化

    E. 胆囊炎

43. 消除患者的水肿**不能**应用的药物是

    A. 甘露醇   B. 氢氯噻嗪

    C. 呋塞米   D. 螺内酯

    E. 环戊氯噻

44. 属于弱效又可以引起高血钾的利尿药物是

    A. 呋塞米   B. 氢氯噻嗪

    C. 螺内酯   D. 依他尼酸

    E. 氯噻酮

A4 型题

45～47题共用题干

患者,男,55岁。多年来患有慢性充血性心力衰竭,近日天气变化,突发急性肺水肿,来医院就诊:医生处方静脉注射呋塞米。

45. 呋塞米的作用部位是

    A. 增加肾小球的滤过   B. 作用于近曲小管

    C. 作用于远曲小管   D. 作用于髓袢降支

    E. 作用于髓袢升支

46. 呋塞米的不良反应**不包括**

    A. 电解质紊乱   B. 耳毒性

    C. 低血钾   D. 高血钾

    E. 高尿酸血症

47. 为预防患者的血钾变化,可选用的用药方案是

    A. 呋塞米 + 依他尼酸   B. 呋塞米 + 氢氯噻嗪

    C. 氢氯噻嗪 + 螺内酯   D. 氢氯噻嗪 + 氯噻酮

    E. 螺内酯 + 氨苯蝶啶

(二)判断题

1. 氢氯噻嗪作用于髓袢升支粗段皮质部和髓质部。( )

2. 低血钾患者需要及时补钾。( )

3. 长期使用氢氯噻嗪可导致低血钾、低血钠、低血镁、低血钙、低氯血症。( )

4. 有结晶析出的甘露醇可以直接使用。( )

5. 水、电解质和酸碱平衡是人体细胞进行正常代谢所必需的条件。( )

6. 对高钾血症或普鲁卡因胺、奎尼丁等引起的心律失常伴有酸中毒者宜用乳酸钠治疗代谢性酸中毒。( )

(三)填空题

1. 水肿患者对症治疗,肺水肿首选_____、心源性水肿首选_____、肝源性水肿首选_____、脑水肿首选_____。

2. 氢氯噻嗪的主要药理作用有_____、_____、_____。

3. 氨苯蝶啶最适合_____患者的利尿。

4. 通用的脱水药有_____、_____、_____。

5. 给患者补钾,无尿时禁用,严格掌握_____的原则。

（四）简答题

1. 简述常用利尿药的分类及代表药物。

2. 不同效能利尿药对电解质代谢的影响有何不同？氢氯噻嗪和螺内酯是否可以合用？

3. 氯化钠的临床用途有哪些？

参考答案

（一）选择题

1. E	2. C	3. D	4. A	5. B	6. B	7. D	8. E	9. B
10. B	11. E	12. A	13. A	14. A	15. A	16. E	17. B	18. B
19. C	20. A	21. E	22. B	23. A	24. C	25. A	26. C	27. D
28. B	29. A	30. D	31. D	32. B	33. C	34. D	35. A	36. D
37. A	38. C	39. E	40. A	41. C	42. B	43. A	44. C	45. E
46. D	47. C							

（二）判断题

1. × 2. √ 3. × 4. × 5. √ 6. √

（三）填空题

1. 呋塞米　氢氯噻嗪　螺内酯　甘露醇

2. 利尿作用　抗利尿作用　降压作用

3. 痛风

4. 甘露醇　山梨醇　高渗葡萄糖

5. 见尿补钾

（四）简答题

1. 利尿药按其作用部位和利尿效能分为 3 种。①高效能利尿药：呋塞米、依他尼酸、托拉塞米。②中效能利尿药：氢氯噻嗪、吲达帕胺。③低效能利尿药：螺内酯、氨苯蝶啶、阿米洛利。

2. ①高效能利尿药主要作用于肾小管髓袢升支粗段皮质部和髓质部的 Na^+-K^+-$2Cl^-$ 同向转向系统，抑制该部位对 Na^+、Cl^- 的重吸收，减少 Na^+ 的重吸收 $15\% \sim 25\%$，产生强大的利尿作用；另外，抑制 Ca^{2+}、Mg^{2+}、K^+ 的重吸收，使得尿中 Na^+、K^+、Cl^-、Ca^{2+}、Mg^{2+}、HCO_3^- 的排出增多。②中效能利尿药主要作用于远曲小管近端 Na^+-Cl^- 共同转运系统，抑制 $NaCl$ 的重吸收，使 Na^+ 重吸收 $5\% \sim 10\%$，由于转运至远曲小管的 Na^+ 增多，促进 Na^+-K^+ 交换，尿中除排出 Na^+、Cl^- 外，K^+ 的排泄也增多。③低效能利尿药主要作用于远曲小管末端和集合管，拮抗醛固酮的作用，抑制 Na^+ 的重吸收和减少 K^+ 的分泌，抑制 Na^+-K^+ 交换，使 Na^+ 的重吸收减少 $1\% \sim 3\%$。

3. 略。

（姚勇志）

项目七 ｜ 呼吸系统药物与用药护理

知识要点

知识点	学习提示
支气管扩张平喘药	β_2肾上腺素受体激动药：非选择性β受体激动剂(肾上腺素)心血管系统不良反应较明显；选择性β_2受体激动剂(沙丁胺醇)则影响较小，是缓解轻、中度急性哮喘症状的首选药物。但长期使用可导致耐受性，药效降低，加重哮喘 茶碱类(氨茶碱)：口服吸收较好，用于预防哮喘急性发作；可静脉滴注或静脉注射给药，15～30min达最大效应，用于急性重度哮喘、哮喘持续状态及喘息性支气管炎。亦可直肠给药 M胆碱受体拮抗剂(异丙托溴铵)：气雾吸入，对平喘、气憋的效果较为明显，用于防治喘息性慢性支气管炎及支气管哮喘，尤其适用于不能耐受β受体激动剂的患者。静脉注射过快或剂量过大时可出现心搏骤停或猝死，应稀释后缓慢静脉注射
抗炎平喘药	肾上腺皮质激素类药(倍氯米松)：是目前治疗支气管哮喘极有效的基本药物，是治疗哮喘持续状态或危重发作的抢救药物，但不宜用于哮喘急性发作和哮喘持续状态的抢救治疗。局部气雾吸入给药，可长期低剂量或短期高剂量应用于中、重度哮喘患者，是哮喘发作间歇期及慢性哮喘的首选药，长期吸入，可发生声音嘶哑和口腔、咽部白念珠菌感染，用药后应及时漱口
抗过敏平喘药	炎症细胞膜稳定剂(色甘酸钠)：喷雾吸入给药，用于预防支气管哮喘和过敏性鼻炎，能防止变态反应或运动引起的速发和迟发性哮喘，故对已发作的支气管哮喘无效 H_1受体拮抗剂(酮替芬)：用于预防各型支气管哮喘的发作，尤其对过敏性哮喘疗效显著，也可用于过敏性鼻炎、慢性荨麻疹及食物过敏等治疗 白三烯受体-1拮抗剂(半胱氨酸白三烯)：适用于哮喘的长期治疗和预防，对阿司匹林敏感的哮喘、预防运动诱发的哮喘和过敏性鼻炎。其适用于轻、中度哮喘和哮喘稳定期的控制或合并应用以减少肾上腺皮质激素和β_2受体激动剂的用量

知识点	学习提示
中枢镇咳药	麻醉性中枢镇咳药(可待因):作用与吗啡相似但较弱,是目前临床应用最有效的镇咳药。其适用于各种原因引起的剧烈干咳和刺激性咳嗽,尤其适用于伴有胸痛(如胸膜炎等)的剧烈干咳,但久用易成瘾 非麻醉性中枢镇咳药右美沙芬、喷托维林　无成瘾性,用于无痰干咳
外周镇咳药	1. 苯丙哌林　兼有中枢和外周双重镇咳作用 2. 苯佐那酯　用于干咳、阵咳和支气管镜检前预防刺激性干咳
恶心性祛痰药	氯化铵:口服后可刺激胃黏膜,引起轻微恶心。其适用于急、慢性呼吸道炎症痰多而黏稠不易咳出者。很少单独使用,常与其他止咳祛痰药配成复方制剂应用
黏痰溶解药	1. 乙酰半胱氨酸　适用于大量黏痰阻塞呼吸道,不宜咳出或因手术咳痰困难者。其能溶解白色黏痰,也能溶解脓性痰。可以口服,雾化吸入效果好 2. 羧甲司坦　用于慢性支气管炎、支气管哮喘等疾病所致痰液黏稠、咳痰困难者
黏液调节药	1. 溴己新　适用于急、慢性支气管炎、哮喘,支气管扩张等痰液黏稠而难以咳出者 2. 氨溴索　祛痰作用比溴己新强。其主要用于伴有痰液分泌异常或排痰功能不良引起痰液黏稠而不易咳出者

难点解析

(一)镇咳药

镇咳药是作用于咳嗽反射弧、抑制咳嗽反射的一类药物,根据其作用部位不同可分为中枢镇咳药和外周镇咳药两大类。中枢镇咳药通过抑制延髓咳嗽中枢而发挥镇咳作用,其中可待因的镇咳作用强,且兼有镇痛作用,但反复使用易成瘾,须纳入麻醉药品管理,严格控制使用。右美沙芬、喷托维林作用较可待因弱,但无成瘾性,故较常用;祛痰药是一类能改变痰中黏性成分,使痰液变稀、黏稠度下降而易于咳出的药物。

(二)平喘药

平喘药分三大类。

1. 支气管扩张类　包括 β_2 肾上腺素类、茶碱类、M 胆碱受体拮抗剂。肾上腺素受体激动药激动支气管平滑肌 β 受体、激活腺苷环化酶,使 cAMP 浓度升高而使支气管松弛;茶碱类能松弛平滑肌,兴奋中枢及心脏,并且有利尿作用。对处于痉挛状态的支气管,其松弛作用更为突出。对急、慢性哮喘,口服或注射给药均有效。安全范围小,静脉注射易发生中毒;M 受体拮抗剂能拮抗支气管平滑肌 M 受体,使支气管扩张而平喘。

2. 抗炎平喘药类　包括肾上腺皮质激素,通过抗过敏、抗炎和提高 β 受体对儿茶酚胺的敏感性发挥作用。长期应用可以减少或中止发作,减轻病情严重程度,但不能缓解急性症状。

3. 抗过敏平喘药　可有效抑制变态反应时炎症介质释放,抑制非特异性刺激引起的支气管痉挛,但是起效较慢,临床主要用于预防哮喘发作,对已发作的支气管哮喘无效。本类药物包括炎症细胞膜稳定剂、H_1 受体拮抗剂和半胱氨酸白三烯受体 −1 拮抗剂。

(三)氨茶碱中毒的护理要点

氨茶碱静脉注射过快或剂量过大,可致心悸、严重心律失常及血压骤降等毒性反应,严重时出现心搏骤停或猝死。氨茶碱有效血药浓度的个体差异较大,必要时应监测血药浓度,使给药方案个体化。静脉注射茶碱类应稀释后缓慢静脉注射,每次注射不宜少于 10min,并严格掌握用药剂量。

综合练习

(一)选择题

A1 型题

1. 以下肾上腺素类平喘药,心血管系统不良反应较明显的是
   A. 沙丁胺醇　　　　　　　　B. 异丙肾上腺素
   C. 特布他林　　　　　　　　D. 克仑特罗
   E. 沙美特罗

2. 沙丁胺醇的平喘作用机制是
   A. 激动 α_1 受体　　　　　　　B. 激动 β_1 受体
   C. 激动 β_2 受体　　　　　　　D. 激动 H_2 受体
   E. 激动 M_1 受体

3. 既可以平喘又可以强心利尿的药物是
   A. 氯化铵　　　　　　　　　B. 氨茶碱
   C. 色甘酸钠　　　　　　　　D. 肾上腺素

E. 沙丁胺醇

4. 静脉滴注用于急性重度哮喘或哮喘持续状态的平喘药是
   A. 氨茶碱
   B. 肾上腺素
   C. 沙丁胺醇
   D. 异丙托溴铵
   E. 倍氯米松

5. 哮喘发作间歇期及慢性哮喘的首选药是
   A. 氨茶碱
   B. 麻黄碱
   C. 异丙肾上腺素
   D. 倍氯米松
   E. 酮替芬

6. 长期吸入,可发生声音嘶哑和咽部白念珠菌感染的平喘药是
   A. 氨茶碱
   B. 肾上腺素
   C. 异丙肾上腺素
   D. 倍氯米松
   E. 色甘酸钠

7. 用于预防哮喘发作而对发作期**无效**的药物
   A. 氨茶碱
   B. 克仑特罗
   C. 色甘酸钠
   D. 异丙肾上腺素
   E. 异丙托溴铵

8. 色甘酸钠的主要给药途径是
   A. 口服
   B. 肌内注射
   C. 雾化吸入
   D. 皮下注射
   E. 舌下含化

9. 具有成瘾性的镇咳药是
   A. 可待因
   B. 喷托维林
   C. 苯丙哌林
   D. 苯佐那酯
   E. 氯化铵

10. 口服后可刺激胃黏膜,引起轻微恶心的祛痰药是
    A. 右美沙芬
    B. 喷托维林
    C. 氯化铵
    D. 乙酰半胱氨酸
    E. 溴己新

11. 兼有中枢和外周双重镇咳作用的药是
    A. 可待因
    B. 喷托维林
    C. 苯丙哌林
    D. 苯佐那酯

E. 氯化铵

12. 能裂解黏痰的黏蛋白成分,使痰黏稠度降低而易于咳出的药物是

    A. 麻黄碱
    B. 可待因

    C. 氨茶碱
    D. 喷托维林

    E. 乙酰半胱氨酸

A2 型题

13. 患者,男,66 岁。急诊入院,突发急性重度哮喘,可选用的药物是

    A. 肾上腺素
    B. 沙丁胺醇

    C. 异丙托溴铵
    D. 氨茶碱

    E. 吗啡

14. 哮喘患者,女,25 岁。自诉食用海鲜过敏,应选择的药物治疗是

    A. 倍氯米松
    B. 氯化铵

    C. 酮替芬
    D. 肾上腺素

    E. 溴己新

A3 型题

15~16 题共用题干

患者,男,68 岁。服用阿司匹林后出现哮喘,立即去医院治疗。

15. 患者可能为

    A. 高血压
    B. 糖尿病

    C. 心源性哮喘
    D. 过敏性哮喘

    E. 感冒

16. 可选择的药物是

    A. 肾上腺素
    B. 沙丁氨醇

    C. 氨茶碱
    D. 半胱氨酸白三烯

    E. 倍氯米松

A4 型题

17~19 题共用题干

患者,女,32 岁。呼吸困难入院就诊,诊断为支气管哮喘,医生处方:沙丁胺醇气雾吸入。

17. 护士应观察,用药后可能产生的不良反应有

    A. 呕吐
    B. 便秘

    C. 过敏反应
    D. 心律失常

E. 手指震颤

18. 沙丁胺醇引起手指震颤的原因是

    A. 阻断骨骼肌 β_2 受体　　　　　　B. 激动骨骼肌 N_2 受体

    C. 激动骨骼肌 β_2 受体　　　　　　D. 阻断中枢 D_2 受体

    E. 激动 M 受体

19. 如果患者出现呼吸道黏痰阻塞，可应用的药物是

    A. 麻黄碱　　　　　　　　　　　B. 色甘酸钠

    C. 氯化铵气雾　　　　　　　　　D. 乙酰半胱氨酸滴入

    E. 右美沙芬

（二）判断题

1. 右美沙芬适用于各种原因（上呼吸道感染、支气管炎等）引起的干咳。（　　　）

2. 无论是支气管哮喘还是心源性哮喘，都可选用氨茶碱治疗。（　　　）

3. 支气管哮喘急性发作时吸入色甘酸钠，能迅速缓解哮喘症状。（　　　）

4. 沙丁胺醇治疗量时无心率加快，但大剂量时亦有心悸等，使用前后均需要测心率、脉搏及血压。（　　　）

（三）填空题

1. 镇咳药分为_____和_____两大类。

2. 氨茶碱是最常用的平喘药之一。其口服可用于_____，肌内注射或静脉滴注用于_____。

3. 常用激动 β_2 受体的平喘药有_____、_____、_____。

（四）简答题

1. 请为下列病症选用最佳药物

（1）支气管哮喘持续状态

（2）慢性支气管炎痰液黏稠不易咳出

（3）喘息性支气管炎预防发作

（4）胸膜炎干咳伴胸痛

2. 对不明原因的哮喘应选择哪种药物治疗？为什么？

参考答案

（一）选择题

1. B　　2. C　　3. B　　4. A　　5. D　　6. D　　7. C　　8. C　　9. A

10. C　　11. C　　12. E　　13. D　　14. C　　15. D　　16. D　　17. E　　18. C

19. D

（二）判断题

1. √　　2. √　　3. ×　　4. √

（三）填空题

1. 中枢镇咳药　外周镇咳药

2. 轻症或预防支气管哮喘　严重哮喘或哮喘持续状态

3. 沙丁胺醇　克仑特罗　特布他林

（四）简答题

1.（1）选用氨茶碱稀释后缓慢静脉注射或滴注；亦可选用地塞米松等糖皮质激素静脉给药。

（2）用溴己新等黏痰溶解药口服。

（3）选用沙丁胺醇等 β 受体激动剂口服。

（4）选用可待因口服。

2. 应选择氨茶碱。氨茶碱可直接松弛支气管平滑肌，扩张支气管，适用于治疗支气管哮喘及喘息性支气管炎。同时氨茶碱还具有强心、利尿作用，可加强心肌收缩力，增加心排血量；能增加肾血流量和肾小球滤过率，抑制肾小管对 Na^+、Cl^- 的重吸收，增加尿量，适用于心源性水肿及心源性哮喘的辅助治疗。

（覃　琳）

项目八 │ 消化系统药物与用药护理

知识点	学习提示		
消化性溃疡的发病机制	1. 攻击因子(胃酸、胃蛋白酶、幽门螺杆菌、不良生活习惯等)作用增强		
	2. 防御因子(黏膜血流量、黏液屏障以及前列腺素等)作用减弱		
抗消化性溃疡药的分类	1. 抗酸药　氢氧化铝、三硅酸镁、碳酸氢钠溶液等		
	2. 胃酸分泌抑制药	(1)H₂受体拮抗剂:西咪替丁	
		(2)M₁受体拮抗剂:哌仑西平	
		(3)胃泌素受体拮抗剂:丙谷胺	
		(4)质子泵抑制剂:奥美拉唑	
	3. 黏膜保护药　硫糖铝、枸橼酸铋钾、米索前列醇等		
	4. 抗幽门螺杆菌药	(1)抗菌药:甲硝唑、阿莫西林	
		(2)质子泵抑制剂:奥美拉唑	
		(3)铋剂:枸橼酸铋钾	
常用抗消化性溃疡药的使用注意事项	1. 抗酸药　单独使用易致腹泻或便秘,常用复方制剂		
	2. 西咪替丁　是肝药酶抑制剂,与苯妥英钠、苯巴比妥、华法林等药物合用时应调整剂量或分开服用		
	3. 奥美拉唑　用药期间可引起头晕,应嘱患者避免做必须高度集中注意力的事情;是肝药酶抑制剂,注意事项同西咪替丁		
	4. 硫糖铝　发挥作用须在酸性环境中,故不可与抗酸药及胃酸分泌抑制药合用		
	5. 米索前列醇　对非甾体抗炎药所致的消化性溃疡有特效。能兴奋子宫使其收缩,故孕妇禁用		
	6. 枸橼酸铋钾　服药期间可见舌及大便黑染,应提前告知患者		
	7. 抗幽门螺杆菌药　单独使用效果差,常采用以质子泵抑制剂或铋剂为基础的三联疗法,如奥美拉唑 + 克拉霉素 + 阿莫西林		

知识点	学习提示
止吐药的分类及应用	1. H₁ 受体拮抗剂　苯海拉明，主要用于晕动病或肠道局部刺激引起的呕吐 2. M 受体拮抗剂　东莨菪碱、阿托品，主要用于晕动病 3. 多巴胺受体拮抗剂　甲氧氯普胺、多潘立酮，主要用于胃肠疾病所致的呕吐 4. 5- 羟色胺受体拮抗剂　昂丹司琼，主要用于放射治疗、化学治疗（简称化疗）引起的呕吐
泻药的分类及常用药	1. 容积性泻药　硫酸镁、硫酸钠 2. 接触性泻药　酚酞、大黄、番泻叶 3. 润滑性泻药　液体石蜡、开塞露
止泻药的分类及常用药	1. 肠蠕动抑制药　地芬诺酯 2. 收敛、吸附药　鞣酸蛋白、碱式碳酸铋、药用炭、蒙脱石

难点解析

（一）胃酸分泌抑制药的作用机制

胃酸由胃壁中的壁细胞分泌，受神经和激素体液系统的复杂整合调控。其中迷走神经释放的乙酰胆碱（ACh）、旁分泌细胞释放的组胺、胃窦部的 G 细胞（内分泌细胞）释放的胃泌素对胃酸分泌起重要调控作用。M₁ 受体、G 受体和 H₂ 受体存在于壁细胞的基底膜侧。此 3 种受体兴奋分别通过不同的途径，最终使壁细胞黏膜侧（胃腔侧）的氢 - 钾泵活性增加。通过氢 - 钾泵，向胃黏膜腔排出 H^+，增加胃酸分泌。胃酸分泌抑制药通过阻断以上受体和抑制质子泵，达到抑制胃酸分泌的目的，包括 H₂ 受体拮抗剂、质子泵抑制剂 M 受体拮抗剂和胃泌素受体拮抗剂，其中质子泵抑制剂的抑酸作用最强。

（二）硫酸镁的作用特点

硫酸镁的药理作用因给药途径的不同而异。口服给药，产生导泻、利胆作用；注射给药，产生抗惊厥、降压的作用；外敷，则可消肿止痛。故临床用药时，应根据患者不同情况选择合适的给药途径。此外，由于硫酸镁有中枢抑制作用，所以不能用于中枢抑制药中毒的导泻，可选用硫酸钠，因为硫酸钠无中枢抑制作用。

（三）硫酸镁中毒及解救

硫酸镁注射过量可致中毒，中毒现象首先表现为膝反射消失，随着血镁浓度的增加可出现全身肌张力减退及呼吸抑制,严重者心跳可突然停止,因此用药期间应严密监测患者的膝反射,定时测血压和脉搏。为防止镁中毒,应备有氯化钙或葡萄糖酸钙注射液。一旦发生,应立即静脉注射钙盐解救。

综合练习

（一）选择题

A1 型题

1. 抗酸作用弱、慢而持久的药物是
   - A. 氢氧化铝
   - B. 三硅酸镁
   - C. 氧化镁
   - D. 碳酸氢钠溶液
   - E. 碳酸钙

2. 属于 H_2 受体拮抗剂的是
   - A. 奥美拉唑
   - B. 枸橼酸铋钾
   - C. 氢氧化钠
   - D. 甲硝唑
   - E. 西咪替丁

3. 在抗溃疡药中,可引起舌及大便黑染的药物是
   - A. 氢氧化铝
   - B. 硫糖铝
   - C. 雷尼替丁
   - D. 枸橼酸铋钾
   - E. 甲硝唑

4. 属于胃壁细胞质子泵抑制剂的是
   - A. 氢氧化铝
   - B. 甲硝唑
   - C. 雷尼替丁
   - D. 枸橼酸铋钾
   - E. 奥美拉唑

5. 具有胃肠促动和止吐作用的药物是
   - A. 西咪替丁
   - B. 东莨菪碱
   - C. 山莨菪碱
   - D. 枸橼酸铋钾
   - E. 多潘立酮

6. 硫酸镁**没有**的作用是
   - A. 导泻
   - B. 利胆
   - C. 降压
   - D. 抗惊厥
   - E. 抗癫痫

7. 属于收敛、吸附止泻药的是

    A. 蒙脱石
            B. 多潘立酮

    C. 硫酸镁
            D. 甲氧氯普胺

    E. 西沙必利

8. 注射硫酸镁过量中毒应选用解救的药物是

    A. 肾上腺素
            B. 尼可刹米

    C. 葡萄糖酸钙注射液
            D. 碳酸氢钠溶液

    E. 阿托品

9. 中枢抑制药过量中毒时，宜选用的导泻药物是

    A. 硫酸钠
            B. 硫酸镁

    C. 氢氧化铝
            D. 酚酞

    E. 甘油

A2 型题

10. 患者，男，33 岁。因长期服用非甾体类药物，造成消化性溃疡，宜选用的药物治疗是

    A. 氢氧化铝
            B. 西咪替丁

    C. 哌仑西平
            D. 奥美拉唑

    E. 米索前列醇

11. 患者患胃溃疡多年，经常服用中和胃酸药，此类药物的作用为

    A. 对因治疗
            B. 对症治疗

    C. 局部作用
            D. 全身作用

    E. 间接作用

12. 患者误服苯巴比妥片引起药物中毒，为加速肠内毒物的排泄，应选用的药物是

    A. 硫酸镁
            B. 硫酸钠

    C. 液体石蜡
            D. 甘油

    E. 酚酞

13. 患者，男，40 岁。因喝了大量的冰水后，出现上腹部不适，继而出现反复呕吐与腹泻等症状，宜选用的药物对症治疗是

    A. 甲氧氯普胺
            B. 多潘立酮

    C. 鞣酸蛋白
            D. 地芬诺酯

    E. 甲氧氯普胺 + 鞣酸蛋白

A3 型题

14～16题共用题干

患者，女，50岁。因近半年来经常出现上腹部隐痛入院，疼痛多在空腹或夜间发生，并时常伴有反酸、嗳气的症状。

14. 患者所患的疾病可能是

    A. 胃溃疡   B. 肝炎

    C. 十二指肠溃疡   D. 胃炎

    E. 胆囊炎

15. 下列药物中，**不能**用于该病的治疗的是

    A. 氢氧化铝   B. 硫酸镁

    C. 雷尼替丁   D. 枸橼酸铋钾

    E. 奥美拉唑

16. 医生给出的治疗方案，最合理的是

    A. 氢氧化铝＋三硅酸镁

    B. 环磷酰胺＋卡铂

    C. 消炎利胆片＋阿莫西林

    D. 西咪替丁＋硫糖铝

    E. 奥美拉唑＋枸橼酸铋钾＋克拉霉素

A4 型题

17～19题共用题干

患者，男，48岁。因经常上腹疼痛来院就诊，经诊断为胃溃疡伴十二指肠溃疡。医生处方：西咪替丁胶囊0.2g，一次0.2～0.4g，一日4次于餐后及睡前服，连用4～8周。

17. 西咪替丁的作用是

    A. 中和胃酸   B. 保护黏膜

    C. 杀幽门螺杆菌   D. 抑制胃酸分泌

    E. 止痛

18. 长期应用可以造成男性乳房发育或性功能障碍的药物是

    A. 西咪替丁   B. 雷尼替丁

    C. 法莫替丁   D. 尼扎替丁

    E. 罗沙替丁

19. 雷尼替丁的服用方法是

    A. 早晨空腹加睡前一次   B. 早餐后加睡前一次

C. 三餐加睡前服   D. 三餐后服

E. 早晚饭后服

（二）判断题

1. 奥美拉唑不仅用于溃疡面的愈合，而且还有抗幽门螺杆菌作用。（　　）

2. 液体石蜡是适用于老年人、幼儿便秘的泻药。（　　）

3. H_1受体拮抗剂广泛用于消化性溃疡的治疗。（　　）

4. 米索前列醇禁用于妊娠妇女的原因是引起子宫收缩。（　　）

5. 中枢抑制药中毒的导泻宜选用硫酸钠。（　　）

（三）填空题

1. 胃酸分泌抑制药可分为_____、_____、_____、_____四类。

2. 硫酸镁口服产生_____和_____作用，注射有_____和_____作用。

3. 镁盐中毒的首发体征是_____，可用_____解救。

4. 治疗消化性溃疡时给予某些抗菌药的作用是_____。

5. 奥美拉唑能选择性地与_____结合而减少胃酸的分泌。

（四）简答题

1. 举例说明抗消化性溃疡药的类型。

2. 简述奥美拉唑的药理作用及临床用途。

参考答案

（一）选择题

1. B   2. E   3. D   4. E   5. E   6. E   7. A   8. C   9. A

10. E   11. C   12. B   13. E   14. C   15. B   16. B   17. D   18. A

19. E

（二）判断题

1. √   2. √   3. ×   4. √   5. √

（三）填空题

1. H_1受体拮抗剂　　M_1受体拮抗剂　　胃泌素受体拮抗剂　　质子泵抑制剂

2. 导泻　利胆　抗惊厥　降压

3. 膝反射消失　钙剂

4. 抗幽门螺杆菌

5. 氢-钾泵

（四）简答题

1. 略。

2. 奥美拉唑的药理作用有抑制胃酸分泌、促进溃疡愈合及抑制幽门螺杆菌。临床用途主要为胃及十二指肠溃疡、反流性食管炎、上消化道出血、胃泌素瘤。

（覃　琳）

项目九 │ 内分泌系统、生殖系统药物与用药护理

知识要点

（一）糖皮质激素类药物

知识点	学习提示
药物分类	1. 短效类　氢化可的松、可的松 2. 中效类　泼尼松、甲泼尼龙、曲安奈德 3. 长效类　地塞米松、倍他米松
药物作用	1. 生理剂量　影响三大物质和水盐代谢 2. 超生理剂量　有抗炎、抗免疫、抗毒、抗休克、刺激骨髓造血、提高中枢神经系统兴奋性、促进胃酸分泌等作用
临床用途	1. 替代治疗 2. 用于治疗严重感染、防止某些炎症后遗症、各型休克、自身免疫性疾病、过敏性疾病和器官移植排斥反应、血液病等 3. 某些皮肤病
不良反应与注意事项	1. 长期用药　库欣综合征；诱发或加重感染及消化性溃疡、骨质疏松、糖尿病、高血压等多种疾病。长期用药应严格掌握禁忌证。患者应低盐、低糖、高蛋白、高纤维素饮食，并注意补钾。对严重感染者，应同时应用足量有效抗微生物药 2. 停药反应　医源性肾上腺皮质功能不全（艾迪生病）；反跳现象。长期用药不可骤然停药，须缓慢递减
给药方法	1. 大剂量突击疗法　用于严重感染、休克和危及生命的抢救 2. 一般剂量长期疗法　用于结缔组织病和肾病综合征等 3. 小剂量替代疗法　用于治疗急、慢性肾上腺皮质功能不全症、腺垂体功能减退等 4. 局部应用

（二）影响甲状腺激素药物

知识点	学习提示
药物作用	1. 维持正常生长发育 2. 促进三大物质代谢，使基础代谢率提高，产热量增加 3. 提高交感神经系统的敏感性
临床用途	治疗呆小病、单纯性甲状腺肿、黏液性水肿
不良反应与注意事项	过量可引起心悸、多汗、失眠、手震颤、体重减轻等甲亢症状，甚至可发生心绞痛、心律失常等，故用药期间须严密观察（重点监测心率和心律）

（三）抗甲状腺激素药

知识点	学习提示
药物分类	1. 硫脲类　①硫氧嘧啶类：甲硫氧嘧啶、丙硫氧嘧啶；②咪唑类：甲巯咪唑、卡比马唑 2. 碘和碘化物　复方碘口服液、碘化钾或碘化钠 3. 放射性碘 ^{131}I 4. β受体拮抗剂　普萘洛尔、阿替洛尔
药物作用	1. 硫脲类　抑制甲状腺激素的合成；抑制 T_4 转化为 T_3 2. 碘和碘化物　小剂量碘是合成甲状腺激素的原料；大剂量碘具有抗甲状腺作用，可抑制甲状腺激素的释放 3. 放射性碘　产生β射线，破坏甲状腺实质，起到类似于手术切除的作用 4. β受体拮抗剂　可改善甲亢所致的心率加快、心肌收缩力增强等交感神经激活症状
临床用途	1. 硫脲类　甲亢的内科治疗；甲亢术前准备；甲状腺危象的治疗 2. 碘和碘化物　小剂量碘用于预防单纯性甲状腺肿；大剂量碘用于甲亢术前准备及甲状腺危象 3. 放射性碘　用于不宜手术或术后复发及其他药物无效或过敏者 4. β受体拮抗剂　甲亢及甲状腺危象的辅助治疗
不良反应与注意事项	1. 硫脲类　粒细胞缺乏症为最严重的不良反应，注意检查血常规 2. 碘和碘化物　过敏反应；慢性碘中毒；诱发甲状腺功能紊乱。注意询问过敏史，孕妇、哺乳期妇女禁用 3. 放射性碘　甲状腺功能减退，应严格掌握剂量 4. β受体拮抗剂　反跳现象，注意不可骤停

（四）胰岛素

知识点	学习提示
药物分类	1. 短效类　普通胰岛素 2. 中效类　低精蛋白锌胰岛素、珠蛋白锌胰岛素 3. 长效类　精蛋白锌胰岛素 4. 预混型　短效类＋中效胰岛素
药物作用	促进糖原、脂肪、蛋白质的合成，降低血糖；促进 K^+ 内流，升高细胞内 K^+ 浓度
临床用途	1 型糖尿病；2 型糖尿病经饮食和口服降血糖药治疗未能很好控制者；糖尿病合并严重并发症及代谢紊乱者；纠正细胞内缺钾
不良反应与注意事项	不良反应有低血糖、过敏反应、胰岛素抵抗及局部反应。用药前要询问用药史、过敏史，指导患者掌握正确的注射方法；用药时要注意低血糖反应，并教会患者掌握应急措施；用药后要定期监测血糖，观察症状好转情况

（五）口服降血糖药

知识点	学习提示
药物分类	1. 磺酰脲类　甲苯磺丁脲、格列吡嗪、格列本脲 2. 双胍类　二甲双胍 3. 胰岛素增敏剂　罗格列酮、吡格列酮 4. α-葡萄糖苷酶抑制药　阿卡波糖 5. 餐时血糖调节剂　瑞格列奈
药物作用	1. 磺酰脲类　刺激胰岛 B 细胞释放胰岛素，降低血糖；抗利尿作用 2. 双胍类　明显降低糖尿病患者血糖水平，对正常人血糖无影响 3. 胰岛素增敏剂　降低机体对胰岛素的抵抗；改善脂肪代谢紊乱 4. α-葡萄糖苷酶抑制药　抑制 α-葡萄糖苷酶，使餐后血糖降低 5. 餐时血糖调节剂　刺激胰岛 B 细胞释放胰岛素，降低血糖
临床用途	1. 磺酰脲类　用于胰岛功能尚存的 2 型糖尿病；尿崩症 2. 双胍类　用于轻、中度 2 型糖尿病患者，尤其是肥胖以及单用饮食控制无效的患者 3. 胰岛素增敏剂　用于其他降血糖药疗效不佳的 2 型糖尿病，尤其是胰岛素抵抗者 4. α-葡萄糖苷酶抑制药　用于轻、中度 2 型糖尿病患者，尤其适用于老年患者 5. 餐时血糖调节剂　适用于 2 型糖尿病患者

知识点	学习提示
不良反应与注意事项	1. 磺酰脲类　多见胃肠道反应;少见低血糖,但可引起持久性低血糖,须反复注射葡萄糖解救;偶见肝损害,应定期检查肝功能 2. 双胍类　严重的不良反应是乳酸性酸血症、酮血症,应严格掌握适应证并限制剂量

（六）其他新型非胰岛素类降血糖药

知识点	学习提示
药物分类	1. 胰高糖素样肽 -1（GLP-1）受体激动剂　利拉鲁肽 2. 二肽基肽酶 4（DPP-4）抑制剂　西格列汀 3. 钠 - 葡萄糖协同转运蛋白 2（SGLT-2）抑制剂　达格列净
药物作用	1. 胰高糖素样肽 -1（GLP-1）受体激动剂　促进胰岛素分泌 2. 二肽基肽酶 4（DPP-4）抑制剂　抑制胰岛素降解 3. 钠 - 葡萄糖协同转运蛋白 2　增加尿糖排泄
临床用途	1. 胰高糖素样肽 -1（GLP-1）受体激动剂　治疗 2 型糖尿病,尤其是肥胖、胰岛素抵抗明显者 2. 二肽基肽酶 4（DPP-4）抑制剂　治疗 2 型糖尿病 3. 钠 - 葡萄糖协同转运蛋白 2　可单药治疗 2 型糖尿病成人患者

（七）抗痛风药

知识点	学习提示
药物分类	1. 抑制炎症反应药　秋水仙碱 2. 抑制尿酸生成药　别嘌醇、非布司他 3. 促进尿酸排泄药　苯溴马隆、丙磺舒
临床用途	1. 抑制炎症反应药　痛风性关节炎的急性发作 2. 抑制尿酸生成药　用于慢性痛风、预防痛风发作 3. 促进尿酸排泄药　原发性高尿酸血症及预防痛风发作
不良反应与注意事项	1. 秋水仙碱　不良反应较多,常见有胃肠道反应、神经系统反应及泌尿系统反应,严重者可能出现肝肾功能损伤 2. 苯溴马隆　胃肠道反应,肝功能异常

（八）缩宫素

知识点	学习提示
药物作用	1. 兴奋子宫　小剂量，引起子宫平滑肌节律性收缩，宫颈松弛；大剂量，引起子宫平滑肌强直性收缩 2. 促进排乳
临床用途	小剂量用于催产和引产 大剂量用于产后止血和子宫复旧
不良反应与注意事项	过量可引起子宫强直性收缩，催产引产时要严格掌握剂量和滴注速度，严格掌握用药禁忌证

（九）性激素

知识点	学习提示
药物分类	1. 雌激素类　天然雌激素、炔雌醇、炔雌醚 2. 孕激素类　天然孕激素孕酮、甲羟孕酮、炔诺酮 3. 雄激素类　天然雄激素睾酮、甲睾酮、丙酸睾酮 4. 同化激素类　苯丙酸诺龙、司坦唑醇
药物作用	1. 雌激素类　增强子宫对缩宫素的敏感性；促进女性第二性征和性器官发育成熟；抑制排卵；轻度水钠潴留；增加骨骼钙盐沉积 2. 孕激素类　降低子宫对缩宫素的敏感性；促进子宫内膜转为分泌期；抑制排卵过程；促使乳腺腺泡发育；基础体温上升 3. 雄激素类　促进第一性征和第二性征和生殖器官发育；同化作用促进蛋白质合成，使肌肉增长；刺激骨髓造血功能 4. 同化激素类　雄激素活性减弱，而同化作用增强
临床用途	1. 雌激素类　绝经期综合征；卵巢功能不全和闭经；功能性子宫出血；乳房胀痛；晚期乳腺癌；前列腺癌 2. 孕激素类　功能性子宫出血；痛经和子宫内膜异位症；先兆流产或习惯性流产 3. 雄激素类　睾丸功能不全；功能性子宫出血；晚期乳腺癌；再生障碍性贫血 4. 同化激素类　蛋白质吸收和合成不足、分解亢进或损失过多的患者
不良反应与注意事项	1. 雌激素类　大量应用可引起子宫内膜过度增生及子宫出血，故有子宫出血倾向及子宫内膜炎者慎用 2. 孕激素类　长期应用可引起子宫内膜萎缩，月经量减少，并易诱发阴道真菌感染。大剂量孕酮可引起胎儿生殖器官畸形 3. 雄激素类　长期应用于女性患者可能引起男性化；孕妇及前列腺癌患者禁用 4. 同化激素类　水钠潴留及女性轻微男性化

（一）糖皮质激素类药物

1. 严重急性感染使用注意事项　因糖皮质激素无抗菌或抗病毒作用，所以细菌性感染必须在合用足量有效的抗菌药物治疗的前提下，加用糖皮质激素作为辅助治疗；对病毒性感染一般不用糖皮质激素，因目前缺乏有效的抗病毒药物，故原则上不宜使用。但对严重病毒感染（如病毒性肝炎等）者，感染已对机体构成严重威胁时，需用糖皮质激素迅速控制症状，防止或减轻并发症和后遗症。

2. 长期应用糖皮质激素不能突然停药　体内糖皮质激素的分泌主要受下丘脑－垂体前叶－肾上腺皮质轴调节。由下丘脑分泌的促肾上腺皮质激素释放激素（corticotropin-releasing hormone，CRH）进入垂体前叶，促进促肾上腺皮质激素（adrenocorticotropic hormone，ACTH）的分泌，ACTH 则可以促进肾上腺皮质激素的分泌。反过来糖皮质激素在血液中浓度的增加又可以抑制下丘脑和垂体前叶对 CRH 和 ACTH 的分泌，从而减少糖皮质激素的分泌；ACTH 含量的增加也会抑制下丘脑分泌 CRH，这是一个负反馈的过程，保证了体内糖皮质激素含量的平衡。

长期大量应用糖皮质激素类药物可反馈性抑制垂体前叶 ACTH 的分泌，引起肾上腺皮质萎缩，内源性激素分泌减少，当突然停药或减量过快时，可出现肾上腺皮质功能不全症状，表现为恶心、呕吐、肌无力、低血糖、低血压等。此外，当糖皮质激素突然停药或减量过快时患者可出现反跳现象。因此长期应用糖皮质激素应逐渐减量，缓慢停药，不能突然停药。

3. 需要长期应用糖皮质激素的患者的给药时间　糖皮质激素的分泌呈现日周期节律波动，每日上午 8 时左右为分泌高峰，随后逐渐下降，午夜时最低。临床上对需要长期使用糖皮质激素治疗的患者，为使药物对肾上腺皮质功能的抑制减至最低程度，根据糖皮质激素分泌的昼夜节律性，将 2d 或 1d 的总药量在隔日的清晨一次给予，称为隔日疗法。这样与体内皮质激素分泌高峰吻合，对下丘脑－垂体－肾上腺皮质的负反馈抑制作用最小，可减轻长期用药带来的不良反应。

（二）低血糖反应与糖尿病昏迷

低血糖反应为胰岛素用量过大或未按时进食所致，是胰岛素最重要，也是最常见的不良反应。出现低血糖时，患者先是感到心慌头昏、饥饿手抖、冒冷汗等，进一步发展会出现烦躁、抽搐、精神失常，最后陷入糖尿病昏迷。轻者可口服糖水，重者应立即静脉注射 50% 葡萄糖注射液 20～40ml 进行救治。

糖尿病昏迷是由糖尿病引起的一组以意识障碍为特征的临床综合征,是糖尿病最常见、最危险的合并症,若不及时处理,常导致死亡。其主要包括糖尿病酮症酸中毒性昏迷及糖尿病非酮症高渗性昏迷两种类型。糖尿病酮症酸中毒性昏迷是由于严重的胰岛素缺乏,使脂肪分解加速,脂肪酸在肝脏内氧化产生的酮体大量增加,出现酮症酸中毒而引起的昏迷。治疗以补液、使用胰岛素、纠正电解质紊乱及酸碱平衡失调为主。糖尿病非酮症高渗性昏迷是糖尿病患者在严重感染、创伤、血液或腹膜透析、使用利尿剂或肾上腺皮质激素过程中,出现的以严重高血糖、血液高渗状态、脱水、昏迷为临床特征的病症。治疗以迅速大量补液、使用胰岛素、维持水电解质和酸碱平衡、防治感染为主。

故治疗过程中必须注意对这三种昏迷进行鉴别,因为高血糖与低血糖两种原因引起的昏迷的治疗方法是完全相反的。

(三)胰岛素抵抗与胰岛素增敏剂

胰岛素抵抗也称胰岛素耐受性,是目前糖尿病治疗所面临的重大难题。改善患者的胰岛素抵抗状态对糖尿病治疗具有重要意义。除加大胰岛素用量及换用高纯度制剂或人胰岛素外,噻唑烷二酮类胰岛素增敏剂可降低机体对胰岛素的抵抗,使胰岛素能正常发挥作用。但近年来研究发现该类药物具有明显不良反应,导致一些品种的退市及限制使用。如曲格列酮由于特异性肝毒性已不在临床使用;罗格列酮由于潜在的导致心血管事件的作用被限制使用。故对没有使用过罗格列酮及其复方制剂的糖尿病患者,只能在无法使用其他降血糖药或其他降血糖药无法达到血糖控制目标的情况下才能使用,且应评估心血管疾病风险,权衡利弊。

(四)甲状腺危象的药物治疗

甲状腺危象是甲状腺毒症急性加重的一个综合征。治疗方案除了消除诱因以及相应的对症治疗:吸氧、使用镇静剂、积极物理降温、纠正水电解质紊乱等之外,还要使用丙硫氧嘧啶抑制甲状腺激素合成;使用大剂量的碘剂抑制甲状腺素的释放;使用 β 受体拮抗剂对抗交感神经系统亢进症状,抑制外周组织 T_4 转换为 T_3;使用氢化可的松,可改善机体反应性,提高应激能力。并在危象控制后,应选择合适的方法,尽早治疗甲亢。

(五)急性痛风用药

痛风的急性发作期治疗在于迅速缓解关节红、肿、热、痛的症状,首选秋水仙碱,并加用解热镇痛抗炎药,必要时可选用糖皮质激素加强症状的控制,见效后逐渐减停。关节痛急性发作期不开始进行降尿酸治疗,容易引起血尿酸转移性增多而诱发急性关节炎加剧;已服用降尿酸药物者出现急性发作时不须停用或加量,以免引起血尿酸波动,延长发作时间或引起再次发作。

（六）同化激素与兴奋剂

同化激素是一些雄激素活性减弱,而同化作用增强的睾酮衍生物,能显著地促进蛋白质合成(同化作用),减少氨基酸分解(异化作用),使肌肉增长。运动员使用后有助于提高运动能力,是目前应用最广和使用频率最高的一类兴奋剂,也是药检中的重要对象。长期应用可引起水钠潴留及女性轻微男性化等现象,会对运动员的身心健康产生许多直接的危害。

巩固提高

案例分析一

患者,女,25岁。2年前面部出现红斑,经日晒后加重,偶伴发热,关节疼痛。近日晒后症状加重,面部红斑呈现蝶状、红褐色;全身关节疼痛明显加重,发热口干反复发作后入院。实验室检查:抗 Sm 抗体(+),蛋白尿(++)。初步诊断为系统性红斑狼疮。医嘱用泼尼松龙、羟氯喹、钙剂。

请问:

1. 该患者使用泼尼松龙是否合理?

2. 针对该患者使用糖皮质激素,应注意哪些问题?

解析:

1. 该患者使用泼尼松龙治疗合理。泼尼松龙属于糖皮质激素类药物,在药理剂量下产生抗炎抗免疫作用。系统性红斑狼疮属于免疫功能紊乱疾病,以糖皮质激素及免疫抑制剂治疗为主。

2. 针对该患者需要长期使用糖皮质激素,①可引起库欣综合征;诱发或加重感染及消化性溃疡、骨质疏松、糖尿病、高血压等多种疾病。故长期用药应严格掌握禁忌证。患者应低盐、低糖、高蛋白、高纤维素饮食,并注意补钾。②突然停药可引起艾迪生病;反跳现象。故长期用药不可骤然停药,须缓慢递减。

案例分析二

患者,男,46岁。于2个月前因甲状腺功能亢进,药物治疗后好转。今日与人争执后恶心、呕吐、烦躁不安、心动过速、高热、出汗等表现急诊入院。查体:T 39.1℃,P 138次/min,R 28次/min,BP 100/60mmHg。患者烦躁,疲乏无力,甲状腺肿大,眼球突出、心尖部有收缩期Ⅱ级杂音。初步诊断为甲状腺功能亢进、甲状腺危象。医嘱使用复方碘溶液、丙硫氧嘧啶、普萘洛尔。

请问：

1. 该患者的处方是否合理？并简述其目的。

2. 这个处方是否可以长期用于患者的日常治疗？为什么？

解析：

1. 该药物治疗方案合理。使用丙硫氧嘧啶抑制甲状腺激素合成；使用大剂量的碘剂抑制甲状腺素的释放；使用 β 受体拮抗剂对抗交感神经系统亢进症状，抑制外周组织 T_4 转换为 T_3。

2. 处方中的碘剂不能用于长期的甲亢治疗。虽然大剂量碘的抗甲状腺作用快而强，但是长期使用腺泡细胞内碘离子浓度增高到一定程度，细胞摄碘能力自动降低，使胞内碘离子浓度下降，从而失去抑制激素合成的效应，反而诱发或加重甲亢症状。

案例分析三

患儿，男，12 岁。口渴、多饮，多尿 1 个月，因上腹部不适伴恶心、呕吐、意识不清入院。查体：T 37.5℃，BP 90/58mmHg，R 24/min，消瘦，呼之不应，呼吸有烂苹果味。实验室检查：尿糖 ++++，尿酮体强阳性。初步诊断：糖尿病酮症酸中毒。

请问：

应该首选何药治疗？请说明理由。

解析：

首选普通胰岛素静脉注射治疗。糖尿病酮症酸中毒是由于严重的胰岛素缺乏，使脂肪分解加速，脂肪酸在肝脏内氧化产生的酮体大量增加，出现酮症酸中毒。治疗以补液、使用胰岛素、纠正电解质紊乱及酸碱平衡失调为主。其中普通胰岛素可以静脉注射，起效快，是治疗各种急性或严重并发症的糖尿病的首选药。

案例分析四

患者，男，76 岁。1 年前出现尿频、尿急、排尿不畅，饮酒后加重。查体：T 36.3℃，P 80 次 /min，R 20 次 /min，BP 110/70mmHg。心肺正常，直肠指诊触及肿大的前列腺。初步诊断：前列腺增生。医嘱使用多沙唑嗪。

请问：

1. 该治疗方案是否合理？

2. 在用药期间，应注意哪些问题？

解析：

1. 该治疗方案合理。多沙唑嗪阻断前列腺和外周血管平滑肌上 α_1 受体，使膀胱颈、前列腺平滑肌松弛，尿道、膀胱阻力降低而改善患者的临床症状，同时扩张血管，降低外周血管阻力。其适用于轻、中度原发性高血压及良性前列腺增生。

2. 使用可出现头晕、头痛、鼻塞、心动过速等不良反应；剂量过大可出现直立性低血压，治疗前列腺增生的应于睡前服用。避免与钙通道阻滞药及其他 α 受体拮抗剂合用。

（一）选择题

A1 型题

1. 以下属于长效糖皮质激素的药物是
   A. 氢化可的松
   B. 甲泼尼龙
   C. 可的松
   D. 地塞米松
   E. 泼尼松龙

2. 严重肝功能不良的患者需要用糖皮质激素治疗时，**不宜**选用
   A. 泼尼松
   B. 氢化可的松
   C. 地塞米松
   D. 倍他米松
   E. 泼尼松龙

3. 糖皮质激素的药理作用**不包括**
   A. 抗炎
   B. 抗免疫
   C. 抗病毒
   D. 抗休克
   E. 抗过敏

4. 糖皮质激素和抗生素合用治疗严重感染的目的是
   A. 增强机体对疾病的防御能力
   B. 增强抗生素的抗菌活性
   C. 增强机体应激性
   D. 抗毒、抗休克，缓解毒血症症状
   E. 拮抗抗生素的副作用

5. 糖皮质激素用于严重感染时必须
   A. 逐渐加大剂量
   B. 加用 ACTH
   C. 合用有效、足量的抗菌药
   D. 合用肾上腺素
   E. 用药至症状改善后 1 周

6. 下列有皮肤疾病中，**不属于**糖皮质激素临床应用的是
   A. 牛皮癣
   B. 接触性皮炎
   C. 皮肤瘙痒
   D. 湿疹
   E. 水痘

7. 长期大量应用糖皮质激素可引起的不良反应是

    A. 高血钾   B. 低血压

    C. 低血糖   D. 高血钙

    E. 水钠潴留

8. 严重中毒性感染时,糖皮质激素治疗采用

    A. 大剂量肌内注射   B. 大剂量突击静脉滴注

    C. 小剂量多次给药   D. 一次负荷量,然后给予维持量

    E. 较长时间大剂量给药

9. 下列**禁用**糖皮质激素的情况是

    A. 虹膜炎   B. 角膜溃疡

    C. 视网膜炎   D. 角膜炎

    E. 视神经炎

10. 以下**不属于**糖皮质激素的禁忌是

    A. 严重精神病和癫痫   B. 严重睡眠不足

    C. 活动性消化性溃疡   D. 骨折、创伤修复期

    E. 严重高血压,糖尿病

11. 糖皮质激素诱发或加重感染的主要原因是

    A. 患者对激素不敏感

    B. 激素用量不足

    C. 激素能直接促进病原微生物繁殖

    D. 抑制炎症反应和免疫反应,降低机体的防御功能

    E. 抑制 ACTH 的释放

12. 长疗程应用糖皮质激素采用隔日清晨一次给药可避免

    A. 诱发溃疡

    B. 停药症状

    C. 反馈性抑制垂体－肾上腺皮质功能

    D. 诱发感染

    E. 反跳现象

13. 糖皮质激素引起的与蛋白质代谢相关的不良反应是

    A. 精神失常   B. 多毛

    C. 向心性肥胖   D. 肌肉萎缩

    E. 高血压

14. 关于糖皮质激素抗炎作用的正确叙述是

    A. 对抗各种原因,如物理、生物等引起的炎症

    B. 能提高机体的防御功能

    C. 促进创口愈合

    D. 抑制病原体生长

    E. 直接杀灭病原体

15. 以下属于长期大量应用糖皮质激素的副作用的是

    A. 骨质疏松   B. 粒细胞减少症

    C. 血小板减少症   D. 过敏性紫癜

    E. 花粉症

16. 糖皮质激素大剂量突击疗法适用于

    A. 感染性休克   B. 肾病综合征

    C. 结缔组织病   D. 恶性淋巴瘤

    E. 顽固性支气管哮喘

17. 糖皮质激素一般剂量长期疗法用于

    A. 垂体前叶功能减退   B. 艾迪生病

    C. 肾上腺皮质次全切除术后   D. 结缔组织病

    E. 败血症

18. 糖皮质激素小剂量替代疗法用于

    A. 再生障碍性贫血   B. 粒细胞减少症

    C. 血小板减少症   D. 艾迪生病

    E. 结缔组织病

19. 关于甲状腺激素的叙述, **不正确**的是

    A. 治疗单纯性甲状腺肿   B. 过量引起甲状腺功能亢进

    C. 治疗甲状腺危象   D. 治疗呆小病

    E. 治疗黏液性水肿

20. **禁用**甲状腺激素的疾病是

    A. 克汀病   B. 呆小病

    C. 甲状腺危象   D. 黏液性水肿

    E. 单纯性甲状腺肿

21. 宜选用大剂量碘剂治疗的疾病是

    A. 结节性甲状腺肿   B. 黏液性水肿

C. 甲状腺功能亢进   D. 甲状腺危象

E. 弥漫性甲状腺肿

22. 小剂量碘主要用于

    A. 呆小病   B. 黏液性水肿

    C. 单纯性甲状腺肿   D. 抑制甲状腺素的释放

    E. 甲状腺功能检查

23. 大剂量碘产生抗甲状腺作用的主要原因是

    A. 抑制甲状腺激素的合成   B. 使腺泡上皮破坏、萎缩

    C. 抑制免疫球蛋白的生成   D. 抑制甲状腺素的释放

    E. 抑制碘泵

24. 甲状腺危象的治疗主要采用

    A. 大剂量碘剂   B. 小剂量碘剂

    C. 大剂量硫脲类药物   D. 普萘洛尔

    E. 甲状腺素

25. 除能控制甲亢症状外，对病因也有一定治疗作用的药物是

    A. 大剂量碘剂   B. 小剂量碘

    C. 放射性 ^{131}I D. 硫脲类

    E. 普萘洛尔

26. 丙硫氧嘧啶治疗甲亢的严重不良反应是

    A. 瘙痒   B. 药疹

    C. 粒细胞缺乏症   D. 关节痛

    E. 咽痛、喉头水肿

27. 能抑制外周组织的 T_4 转变成 T_3 的抗甲状腺药是

    A. 甲硫氧嘧啶   B. 丙硫氧嘧啶

    C. 甲巯咪唑   D. 卡比马唑

    E. 大剂量碘剂

28. 甲亢术前准备正确的给药方法是

    A. 先给硫脲类，术前2周再加服大剂量碘

    B. 先给大剂量碘，术前2周再给硫脲类

    C. 只给大剂量碘

    D. 只给小剂量碘

    E. 术前不需要给药

29. 以下治疗药物，最易引进甲状腺功能减退的是
    A. 甲基硫嘧啶   B. 甲巯咪唑
    C. ^{131}I 治疗   D. 丙基硫嘧啶
    E. 大剂量碘剂

30. 下列**禁用**硫脲类抗甲状腺药的疾病是
    A. 妊娠早期伴甲亢的妇女   B. 甲状腺危象
    C. 单纯性甲状腺功能亢进   D. 肾功能不全合并甲亢
    E. 甲状腺癌

31. 当治疗糖尿病时，胰岛素制剂的最常用方式是
    A. 皮内注射   B. 皮下注射
    C. 肌内注射   D. 静脉注射
    E. 口服胶囊

32. 有关胰岛素对代谢的影响，下列叙述**错误**的是
    A. 增加葡萄糖的转运   B. 促进葡萄糖的酵解和氧化
    C. 促进糖原的合成   D. 抑制糖原的合成
    E. 抑制糖的异生

33. 可以静脉注射的胰岛素制剂是
    A. 普通胰岛素   B. 低精蛋白锌胰岛素
    C. 珠蛋白锌胰岛素   D. 精蛋白锌胰岛素
    E. 慢胰岛素锌混悬液

34. 下述**不需要**首选胰岛素治疗的糖尿病种类是
    A. 合并严重感染的中度糖尿病   B. 酮症酸中毒
    C. 轻度糖尿病   D. 妊娠糖尿病
    E. 幼年重型糖尿病

35. 胰岛素能纠正
    A. 细胞内缺钾   B. 细胞内缺钠
    C. 细胞内缺钙   D. 细胞外缺钾
    E. 细胞外缺钙

36. 合并重度感染的糖尿病患者应选用
    A. 氯磺丙脲   B. 格列本脲
    C. 格列吡嗪   D. 普通胰岛素
    E. 精蛋白锌胰岛素

37. 抢救胰岛素过量引起的低血糖反应，应首选
    A. 静脉注射地塞米松
    B. 静脉注射 5% 葡萄糖溶液
    C. 肌内注射肾上腺素
    D. 静脉注射葡萄糖酸钙注射液
    E. 静脉注射 50% 葡萄糖溶液

38. 胰岛素**不具有**的不良反应是
    A. 低血糖
    B. 过敏反应
    C. 耐受
    D. 注射部位红肿
    E. 高血压

39. 可造成高乳酸血症的降血糖药是
    A. 氯磺丙脲
    B. 胰岛素
    C. 甲苯磺丁脲
    D. 二甲双胍
    E. 格列齐特

40. 磺酰脲类降血糖药的作用机制是
    A. 提高胰岛 A 细胞功能
    B. 刺激胰岛 B 细胞释放胰岛素
    C. 加速胰岛素合成
    D. 抑制胰岛素降解
    E. 促进胰高血糖素分泌

41. 有严重肝病的糖尿病患者**禁用**的降血糖药是
    A. 结晶锌胰岛素
    B. 氯磺丙脲
    C. 甲苯磺丁脲
    D. 格列齐特
    E. 珠蛋白锌胰岛素

42. 能显著增强胰岛素降血糖作用的药物是
    A. 呋塞米
    B. 氢化可的松
    C. 氢氯噻嗪
    D. 普萘洛尔
    E. 氯苯甲噻嗪

43. 阿卡波糖的降糖作用机制是
    A. 促进胰岛素释放
    B. 促进组织摄取葡萄糖
    C. 抑制 α- 葡萄糖苷酶
    D. 增强肌肉组织对胰岛素的敏感性
    E. 降低糖原异生

44. 可降低磺酰脲类药物降血糖作用的药物是
    A. 保泰松
    B. 氢氯噻嗪
    C. 氯丙嗪
    D. 青霉素
    E. 双香豆素

45. 双胍类药物治疗糖尿病的机制是
    A. 增强胰岛素的作用
    B. 促进组织摄取葡萄糖等
    C. 刺激内源性胰岛素的分泌
    D. 阻滞 ATP 敏感的钾通道
    E. 增加靶细胞膜上胰岛素受体的数目

46. 属于非磺酰脲类胰岛素分泌促进剂的是
    A. 胰岛素
    B. 格列本脲
    C. 瑞格列奈
    D. 阿卡波糖
    E. 二甲双胍

47. 对 2 型糖尿病患者,尤其是肥胖的 2 型糖尿病患者应首选的口服降血糖药是
    A. 罗格列酮
    B. 格列本脲
    C. 瑞格列奈
    D. 阿卡波糖
    E. 二甲双胍

48. 治疗痛风性关节炎急性发作的首选药物是
    A. 秋水仙碱
    B. 吲哚美辛
    C. 丙磺舒
    D. 别嘌醇
    E. 糖皮质激素

49. 以下药物能抑制尿酸生成的是
    A. 秋水仙碱
    B. 苯溴马隆
    C. 丙磺舒
    D. 别嘌醇
    E. 碳酸氢钠溶液

50. 用于痛风间歇期,促进尿酸排泄的药物是
    A. 秋水仙碱
    B. 苯溴马隆
    C. 非布司他
    D. 别嘌醇
    E. 吲哚美辛

51. 降钙素的药理作用**不包括**
    A. 降血钙作用
    B. 抑制肾脏对钙、磷的重吸收
    C. 抑制破骨细胞活性
    D. 止痛作用
    E. 抑制钠、镁和氯的排泄

52. 双膦酸盐类的主要作用是
    A. 抑制骨转换
    B. 促进骨形成
    C. 抑制骨形成
    D. 抑制骨吸收
    E. 促进骨吸收

53. 过量服用维生素 D 所发生中毒的典型临床症状表现**不包括**

    A. 恶心、呕吐、口渴   B. 食欲减退、腹泻或便秘

    C. 软组织钙化   D. 间质性肾炎，肾结石

    E. 高尿酸血症或疼痛

54. 以下药物**不能**用于治疗骨质疏松症的是

    A. 糖皮质激素   B. 雌激素类药物

    C. 甲状腺旁激素类药物   D. 维生素 D

    E. 双膦酸盐类

55. 治疗前列腺癌宜选用

    A. 甲睾酮   B. 丙酸睾酮

    C. 苯丙酸诺龙   D. 来曲唑

    E. 炔雌醇

56. 绝经期综合征的药物治疗应选用

    A. 炔雌醇   B. 甲地孕酮

    C. 孕酮   D. 甲睾酮

    E. 炔诺酮

57. 先兆流产或习惯性流产应选用的激素是

    A. 雌二醇   B. 己烯雌酚

    C. 孕酮   D. 睾酮

    E. 苯丙酸诺龙

58. 苯丙酸诺龙**禁用于**

    A. 严重烧伤   B. 严重高血压

    C. 术后恢复期   D. 骨折不易愈合

    E. 小儿发育不良

59. 雄激素**禁用于**

    A. 绝经后乳腺癌   B. 前列腺癌

    C. 青春期痤疮   D. 功能性子宫出血

    E. 子宫肿瘤

60. 老年性骨质疏松可选用

    A. 雌二醇   B. 甲地孕酮

    C. 孕酮   D. 苯丙酸诺龙

    E. 泼尼松龙

61. 特拉唑嗪用于治疗前列腺增生的给药时间是
    A. 早晨 7~8 点　　　　　　　　B. 饭前
    C. 饭中　　　　　　　　　　　　D. 饭后
    E. 睡前

62. 通过拮抗 α 受体而用于前列腺结节状增生治疗的药物是
    A. 特拉唑嗪　　　　　　　　　　B. 非那雄胺
    C. 黄酮哌酯　　　　　　　　　　D. 普乐安片
    E. 氟他胺

63. 以下药物**禁用于**前列腺增生患者的是
    A. 多沙唑嗪　　　　　　　　　　B. 阿托品
    C. 非那雄胺　　　　　　　　　　D. 坦洛新
    E. 特拉唑嗪

64. 以下药物**不会**引起直立性低血压的是
    A. 多沙唑嗪　　　　　　　　　　B. 硝酸甘油
    C. 非那雄胺　　　　　　　　　　D. 坦洛新
    E. 特拉唑嗪

65. 对宫口已开全、无产道障碍但宫缩乏力的产妇应选用
    A. 小剂量缩宫素静脉滴注　　　　B. 大剂量缩宫素静脉滴注
    C. 小剂量麦角新碱静脉滴注　　　D. 大剂量麦角新碱静脉滴注
    E. 大剂量的前列腺素静脉滴注

66. 能降低子宫平滑肌对催产素的敏感性的药物是
    A. 雌激素　　　　　　　　　　　B. 孕激素
    C. 雄激素　　　　　　　　　　　D. 维生素
    E. 糖皮质激素

67. 麦角新碱**不宜**用于催产和引产是因为
    A. 抑制呼吸　　　　　　　　　　B. 易导致血压下降
    C. 易致子宫强直性收缩　　　　　D. 对宫体的兴奋作用大于宫颈
    E. 对子宫平滑肌无作用

68. 下列具有抗早孕作用的药物是
    A. 缩宫素　　　　　　　　　　　B. 麦角新碱
    C. 前列腺素 E_2　　　　　　　　D. 依沙吖啶
    E. 硫酸镁

69. 下列不属于缩宫素的禁忌证的是
    A. 产道异常
    B. 胎位不正
    C. 头盆不称
    D. 前置胎盘或有剖宫产史者
    E. 对宫口已开全、无产道障碍但宫缩乏力的产妇

70. 主要抑制排卵的短效口服避孕药是
    A. 苯丙酸诺龙
    B. 丙酸睾酮
    C. 复方炔诺酮
    D. 炔诺酮
    E. 炔雌醇

71. 主要抑制排卵的避孕药较常见的不良反应是
    A. 子宫不规则出血
    B. 闭经
    C. 类早孕反应
    D. 哺乳妇女乳汁减少
    E. 乳房肿块

72. 孕激素避孕的主要环节是
    A. 抑制排卵
    B. 抗孕卵着床
    C. 影响子宫收缩
    D. 影响胎盘功能
    E. 杀灭精子

73. 抗着床避孕药的主要优点是
    A. 不受月经周期的限制
    B. 可替代抑制排卵的避孕药
    C. 每月只需服用 1 次
    D. 同居 14d 以内服用 2 片即可
    E. 每天须服用 1 次

74. 关于探亲避孕药的服药时间,下列正确的是
    A. 必须在排卵前
    B. 必须在排卵后
    C. 必须在排卵期间
    D. 月经周期的任何一日
    E. 必须在月经来潮的第 5 天

75. **不宜**口服甾体类避孕药的情况是
    A. 急慢性肝炎
    B. 癫痫
    C. 帕金森病
    D. 胃及十二指肠溃疡
    E. 支气管炎

A2 型题

76. 患者,女,30 岁。患有红斑狼疮,长期应用泼尼松治疗。其饮食应为
    A. 低盐、低糖、高蛋白饮食
    B. 低盐、高糖、高蛋白饮食
    C. 低盐、低糖、低蛋白饮食
    D. 低盐、高糖、低蛋白饮食

E. 高盐、高糖、高蛋白饮食

77. 患者,男,40岁。患大叶性肺炎,并发感染性休克,药物治疗应选用的方案是

    A. 头孢拉定 + 口服泼尼松   B. 头孢拉定 + 口服可的松

    C. 头孢拉定 + 口服泼尼松龙   D. 头孢拉定 + 肌内注射可的松

    E. 头孢拉定 + 静脉滴注氢化可的松

78. 患者,男,44岁。外伤失血性休克,输入大量血液1周后,全身皮下散在紫癜,血小板低于10×10^{10}/L,可选择的药物治疗是

    A. 氨甲苯酸   B. 氯吡格雷

    C. 阿司匹林   D. 地塞米松

    E. 肝素

79. 患者,女,23岁。因发热、各关节痛、面部有蝶形红斑及血中抗 Sm 抗体(+),确诊为系统性红斑狼疮。药物治疗首选

    A. 青霉素   B. 泼尼松

    C. 甲状腺激素   D. 硫唑嘌呤

    E. 环磷酰胺

80. 患者,男。肾病2年,规律服用药物治疗,近来出现满月脸、水牛背、骨质疏松。查体:患者 BP 155/99mmHg,P 85次/min,T 36.5℃,R 21次/min。可能造成此不良反应的药物是

    A. 糖皮质激素   B. 环磷酰胺

    C. 阿司匹林   D. 呋塞米

    E. 螺内酯

81. 患者,女,18岁。地方性甲状腺肿,宜选用的治疗方法是

    A. 手术   B. 丙硫氧嘧啶

    C. 小剂量碘   D. 大剂量碘

    E. 放射性碘

82. 患者,女,62岁。患有格雷夫斯病,行放射治疗半年,出现乏力、怕冷、记忆力减退症状;呈特殊面容,眼睑水肿,毛发稀疏而干脆,食欲减退,T_3 水平明显下降。应选用的药物是

    A. 丙硫氧嘧啶   B. 泼尼松

    C. 胰岛素   D. 甲状腺素

    E. 普萘洛尔

83. 患者,男,56岁。有糖尿病病史15年,近日并发肺炎。查:呼吸35次/min,

心率 105 次 /min，血压 90/60mmHg。呼出气体有丙酮味，意识模糊。尿酮呈强阳性，血糖 25mmol/L 处置药物应选用

    A. 三碘甲状腺原氨酸   B. 珠蛋白锌胰岛素

    C. 普通胰岛素   D. 格列齐特

    E. 低精蛋白锌胰岛素

84. 患者，男，55 岁。患有糖尿病 10 年，长期使用降血糖药物。1 个月前合并肺结核，又合用抗结核药及退热药，血常规检查粒细胞减少，引起该不良反应的药物是

    A. 阿司匹林   B. 氯霉素

    C. 珠蛋白锌胰岛素   D. 异烟肼

    E. 氯磺丙脲

85. 患者，男，58 岁。近 1 年内发作 2 次急性痛风性关节炎，目前无症状，化验血肌酐 271mmol/L，血尿酸 615μmol/L。以下治疗方案最恰当的是

    A. 别嘌醇   B. 苯溴马隆

    C. 碳酸氢钠溶液 + 苯溴马隆   D. 别嘌醇 + 苯溴马隆

    E. 丙磺舒

86. 患者，女，哺乳 10 个月，因个人原因，须终止哺乳，下列退乳药物宜选用

    A. 孕酮   B. 甲睾酮

    C. 己烯雌酚   D. 甲地孕酮

    E. 苯丙酸诺龙

87. 患者，女，40 岁。近期发现乳房内有单个无痛性肿块，质坚硬，境界不甚清楚，经活检诊断为乳腺癌，治疗宜选用的药物是

    A. 己烯雌酚   B. 孕酮

    C. 苯丙酸诺龙   D. 丙酸睾酮

    E. 泼尼松

88. 患者，女，45 岁。主诉停经 50d 后来潮，血量特别多，持续 2 周，停止一段时间后再次出血，被诊断为功能性子宫出血，治疗宜选用的药物是

    A. 己烯雌酚   B. 孕酮

    C. 炔雌醇   D. 丙酸睾酮

    E. 甲睾酮

89. 患者，女，26 岁。怀孕 3 个月，因患先天性心脏病而须终止妊娠，可给予流产的药物是

    A. 缩宫素   B. 麦角新碱

C. 米索前列醇 　　　　　　　　　D. 硫酸镁

E. 垂体后叶激素

90. 患者，女，30岁。足月待产，下午8点出现有规律宫缩，但当宫口开至3cm时，宫缩减弱，持续时间缩短，间歇时间延长，宫颈不再继续扩张，宜选用催产的药物是

A. 小剂量缩宫素静脉滴注 　　　　B. 大剂量缩宫素静脉注射

C. 小剂量麦角新碱静脉滴注 　　　D. 麦角胺

E. 垂体后叶激素

A3 型题

91～92 题共用题干

患者，女，35岁。寒战、高热，血压75/50mmHg，面色苍白，入院后被诊断为感染中毒性休克，采用糖皮质激素治疗。

91. 当感染中毒性休克使用糖皮质激素时，应采用

A. 大剂量肌内注射 　　　　　　　B. 小剂量反复静脉滴注

C. 大剂量突击静脉滴注 　　　　　D. 一次负荷量肌内注射

E. 小剂量快速静脉注射

92. 下列**不是**糖皮质激素的禁忌证的是

A. 活动性肺结核 　　　　　　　　B. 妊娠早期

C. 创伤修复期 　　　　　　　　　D. 严重精神病

E. 肾病综合征

93～94 题共用题干

患者，女，25岁。发热、全身关节痛、皮疹、面部蝶形红斑，入院后被诊断为系统性红斑狼疮。

93. 此时应首选治疗的药物是

A. 环磷酰胺 　　　　　　　　　　B. 硫酸镁

C. 糖皮质激素 　　　　　　　　　D. 硫唑嘌呤

E. 雷公藤

94. 下列**不是**其治疗的适应证的是

A. 原发性和继发性肾上腺皮质功能不全

B. 风湿性免疫性疾病

C. 感染中毒性休克

D. 发热

E. 过敏性疾病

95～96题共用题干

患者,女,35岁。患原发性甲状腺功能亢进3年,经多方治疗病情仍难控制,须行甲状腺部分切除术。

95. 术前准备药物有丙硫氧嘧啶,丙硫氧嘧啶的基本作用是

    A. 抑制碘泵   B. 抑制钠钾泵

    C. 抑制甲状腺过氧化物酶   D. 抑制甲状腺蛋白水解酶

    E. 阻断甲状腺激素受体

96. 除硫脲类药物,术前2周给予大剂量碘剂的目的是

    A. 增强患者对手术的耐受性

    B. 使甲状腺腺体变大,便于手术操作

    C. 使甲状腺腺体变小,血管网减少,变韧,有利于手术

    D. 抑制呼吸道腺体分泌

    E. 降低血压

97～98题共用题干

患者,男,60岁。近来出现多饮多食、多尿、消瘦、餐后血糖升高,被诊断为2型糖尿病。

97. 首选的治疗方法是

    A. 单纯饮食控制   B. 服用罗格列酮

    C. 普通胰岛素皮下注射   D. 阿卡波糖口服

    E. 氯磺丙脲口服

98. 经上述治疗,尿糖仍持续阳性,血糖仍高考虑改用

    A. 长效胰岛素   B. 二甲双胍

    C. 氯磺丙脲   D. 格列本脲

    E. 甲苯磺丁脲

99～100题共用题干

患者,男,50岁。2年前被诊断为冠心病,心绞痛。在骑车上坡时发生剧烈胸痛,舌下含服硝酸甘油1片能很快中止胸痛发作。近半个月来心前区疼痛发作频繁,今日清晨在骑车途中,突然胸骨后压榨性剧痛,像触电样向左臂内侧放散,舌下含硝酸甘油不能缓解,出大汗,面色灰白,手足发凉,入院被诊断为急性广泛性前壁心肌梗死,治疗药物中有极化液。

99. 极化液由胰岛素、10%葡萄糖和下列哪个药物组成

    A. 氯化钾   B. 氯化钙

C. 氯化钠　　　　　　　　　　　D. 乳酸钠

E. 葡萄糖酸钙

100. 当极化液治疗心肌梗死时,胰岛素的主要作用是

A. 纠正高血钾　　　　　　　　　B. 改善心肌代谢

C. 为心肌提供能量　　　　　　　D. 促进钾离子进入心肌细胞

E. 纠正低血糖

101～102题共用题干

患者,女,28岁。足月顺产一女婴,在胎儿娩出后6h出现阴道大量出血。

101. 该患者出现的状况为

A. 功能性子宫出血　　　　　　　B. 子宫内膜异位症

C. 子宫肌瘤　　　　　　　　　　D. 产后出血

E. 宫颈糜烂

102. 应选择的治疗方案是

A. 缩宫素 + 前列腺素　　　　　　B. 缩宫素 + 麦角新碱

C. 米索前列醇　　　　　　　　　D. 米非司酮

E. 麦角新碱 + 前列腺素

103～104题共用题干

患者,男,55岁。突发关节炎,单膝关节疼痛,关节液检查可见有针状尿素盐结晶,拟诊断痛风性关节炎。

103. 首选治疗的药物是

A. 秋水仙碱　　　　　　　　　　B. 丙磺舒

C. 别嘌醇　　　　　　　　　　　D. 非布司他

E. 苯溴马隆

104. 以下**不属于**其常见不良反应的是

A. 尿路刺激征　　　　　　　　　B. 肾衰竭

C. 骨髓抑制　　　　　　　　　　D. 肾结石

E. 胃肠道反应

105～106题共用题干

患者,男,45岁。因尿频、进行性排尿困难就医,被诊断为良性前列腺增生。采用非那雄胺治疗。

105. 非那雄胺最有可能发生与用药相关的不良反应是

A. 直立性低血压　　　　　　　　B. 心悸

C. 性功能减退   D. 脱发

E. 血压升高

106. 非那雄胺起效慢,可以用来迅速改善患者排尿不畅的症状的合并药物是

A. 多沙唑嗪   B. 丙酸睾酮

C. 缬沙坦   D. 普萘洛尔

E. 卡托普利

107~108题共用题干

患者,女,60岁。因骨痛就医,被诊断为骨质疏松症。采用阿仑膦酸钠治疗。

107. 阿仑膦酸钠最常见的不良反应是

A. 食管损伤   B. 过敏反应

C. 肝损伤   D. 肾损伤

E. 心毒性

108. 关于阿仑膦酸钠,以下用药指导,**错误**的是

A. 应指导患者空腹用一满杯水吞服药物

B. 在服药后至少30min内患者应避免躺卧

C. 在服用本品之后,必须等待至少30min后,才可以服用其他药物

D. 使用过量时应尽快催吐

E. 不应在睡前及清早起床前服用

109~110题共用题干

患儿,男,2岁。因发育迟缓就医,被诊断为呆小病。

109. 应选择治疗的药物是

A. 丙硫氧嘧啶   B. 生长激素

C. 甲状腺激素   D. 糖皮质激素

E. 复方碘溶液

110. 上述药物最常见的不良反应是

A. 甲亢   B. 肝功能损伤

C. 肾功能损伤   D. 耳毒性

E. 过敏反应

A4型题

111~114题共用题干

患者,女,45岁。有轻度甲状腺功能亢进病史2年,并患有支气管哮喘,合用某药物半年,出现皮肤变薄、多毛、糖尿。

111. 此现象是下列哪一种药物的不良反应

    A. 卡比马唑

    B. 曲安西龙

    C. 沙丁胺醇(哮喘严重时使用)

    D. 甲硫氧嘧啶(与卡比马唑交替使用)

    E. 氨茶碱

112. 关于长期使用该药引起的代谢紊乱,描述**错误**的是

    A. 血钾升高   B. 血糖升高

    C. 负氮平衡   D. 水钠潴留

    E. 向心性肥胖

113. 长期应用该药停药后,肾上腺皮质对 ACTH 起反应功能的恢复约需

    A. 停药后立即恢复   B. 1 周

    C. 1 个月   D. 2 个月

    E. 半年以上

114. 如突然停用该药,会产生反跳现象,原因是

    A. 患者对激素产生依赖性或病情未充分控制

    B. ACTH 突然分泌增高

    C. 肾上腺皮质功能亢进

    D. 甲状腺功能亢进

    E. 垂体功能亢进

115～117题共用题干

患者,女。甲状腺肿大伴多汗、多食、消瘦、心悸、烦躁,根据放射性核素扫描及血 T_3、T_4 检查,被诊断为甲亢。

115. 该患者应选用治疗的药物是

    A. 甲状腺素   B. 丙硫氧嘧啶

    C. 碘剂   D. 放射性碘

    E. 肾上腺皮质激素

116. 治疗期间应定期复查

    A. 尿常规   B. 肝肾功能

    C. 血常规   D. 心电图

    E. 甲状腺扫描

117. 服药一段时间后,症状控制不好,甲状腺肿大明显,须行手术治疗,此时不

宜选用

    A. 服用碘剂   B. 继续服用抗甲状腺素药物

    C. 用普萘洛尔控制心率   D. 辅助治疗

    E. 放射性碘

118~120题共用题干

患者，男，20岁，1型糖尿病患者，在治疗过程中出现心悸、出汗、饥饿感、意识模糊。

118. 患者最可能发生的问题是

    A. 过敏反应   B. 心律失常

    C. 自主神经功能紊乱   D. 低血糖

    E. 周围神经炎

119. 引起该现象的常见原因是

    A. 注射胰岛素剂量过大   B. 每日运动量适中

    C. 每餐按规定进食量进餐   D. 注射胰岛素与进餐时间密切配合

    E. 并发冠心病及脑血管病

120. 护士应立即采取的措施是

    A. 使用胰岛素   B. 报告值班医生

    C. 做心电图检查   D. 静脉注射50%葡萄糖溶液

    E. 静脉滴注生理盐水并等待医嘱

（二）判断题

1. 长期使用糖皮质激素出现不良反应后，应立即停药。（　　　）

2. 对于1型糖尿病患者，可用磺酰脲类降血糖药治疗。（　　　）

3. 糖皮质激素具有抗炎作用，能增强机体免疫力。（　　　）

4. 胰岛素口服时易被消化酶破坏，须注射给药。（　　　）

5. 小剂量的碘可用于甲亢术前准备，使腺体缩小变硬、血管减少而有利于手术进行。（　　　）

6. 糖皮质激素可直接对抗或破坏外源性或内源性毒素。（　　　）

7. 病毒感染患者绝对禁止使用糖皮质激素。（　　　）

8. 硫脲类药物对已经合成的甲状腺激素无影响，故显效缓慢。（　　　）

9. 胰岛素与普萘洛尔联用时易致低血糖。（　　　）

10. 抑制排卵的避孕药是由不同类型的雌激素和孕激素配伍组成的复方制剂。（　　　）

（三）填空题

1. 长期应用糖皮质激素的停药反应主要有_____和_____。

2. 糖皮质激素的"四抗"作用是_____、_____、_____和_____。

3. 在长期应用糖皮质激素的过程中,应给予_____、_____和_____饮食。

4. 当糖皮质激素应用于严重感染时,必须与_____合用,否则可能_____,不利于疾病的治疗。

5. 极化液由_____、_____、_____组成,以纠正细胞内缺钾。

6. 胰岛素过量可出现低血糖反应,轻者出现_____、_____、_____和_____等症状,应_____解救;重者甚至出现_____,应静脉注射_____抢救。

7. 胰岛素的不良反应有_____、_____、_____和_____。

8. 复方碘溶液小剂量用于防治_____,大剂量用于_____和_____。

9. 抗甲状腺激素药物常用的有_____、_____、_____和_____等四类。

10. 甲状腺激素作为替代疗法,可用于治疗_____、_____和_____。

11. 急性痛风性关节炎的治疗首选_____,并加用_____,必要时可选用_____加强症状的控制。

12. 痛风间歇期降低血中尿酸使用_____或_____治疗。

13. 缩宫素又名_____,小剂量可加强子宫底部平滑肌的_____收缩,用于_____和_____;大剂量可引起子宫平滑肌_____收缩,用于_____和_____。

14. ____激素可提高子宫对缩宫素的敏感性,____激素则降低其敏感性。

15. 主要抑制排卵的避孕药由_____和_____的复方制剂组成。

（四）简答题

1. 简述糖皮质激素类药的作用。
2. 简述糖皮质激素类药的主要不良反应及用药注意事项。
3. 为什么糖皮质激素用于严重感染性疾病时必须同时使用足量有效的抗菌药?
4. 甲亢术前给予大剂量碘的目的是什么?
5. 胰岛素治疗糖尿病的适应证有哪些?
6. 简述缩宫素催产时应注意事项。

7. 举例说明避孕药的类型。

参考答案

（一）选择题

1. D	2. A	3. C	4. D	5. C	6. E	7. E	8. B	9. B
10. B	11. D	12. C	13. D	14. A	15. A	16. A	17. D	18. D
19. C	20. C	21. D	22. C	23. D	24. A	25. D	26. C	27. B
28. A	29. C	30. E	31. B	32. D	33. A	34. C	35. A	36. D
37. E	38. E	39. D	40. B	41. B	42. D	43. C	44. B	45. C
46. C	47. E	48. A	49. D	50. B	51. E	52. D	53. E	54. A
55. E	56. A	57. C	58. B	59. B	60. D	61. E	62. A	63. B
64. C	65. A	66. B	67. C	68. C	69. E	70. C	71. A	72. B
73. A	74. D	75. A	76. A	77. E	78. D	79. B	80. A	81. C
82. D	83. C	84. E	85. A	86. C	87. D	88. E	89. D	90. A
91. C	92. E	93. C	94. D	95. C	96. C	97. D	98. A	99. A
100. D	101. D	102. B	103. A	104. D	105. C	106. A	107. A	108. D
109. C	110. A	111. B	112. A	113. E	114. A	115. B	116. C	117. E
118. D	119. A	120. D						

（二）判断题

1. ×	2. ×	3. ×	4. √	5. ×	6. ×	7. ×	8. √	9. √
10. √								

（三）填空题

1. 医源性肾上腺皮质功能不全　反跳现象

2. 抗炎　抗免疫　抗毒素　抗休克

3. 低盐　低糖　高蛋白

4. 足量有效的抗菌药　诱发或加重感染

5. 葡萄糖　氯化钾　胰岛素

6. 饥饿感　出汗　心跳加快　焦虑　口服糖水　昏迷　50% 葡萄糖溶液

7. 低血糖反应　过敏反应　胰岛素耐受性　局部反应

8. 单纯性甲状腺肿　甲状腺危象　甲亢术前准备

9. 硫脲类　碘和碘化物　放射性碘　β受体拮抗剂

10. 呆小病　黏液性水肿　单纯性甲状腺肿

11. 秋水仙碱　解热镇痛抗炎药　糖皮质激素

12. 抑制尿酸生成药　促进尿酸排泄药

13. 催产素　节律性　催产　引产　强直性　产后止血　子宫复旧

14. 雌　孕

15. 雌激素类药物　孕激素类药物

（四）简答题

1. 糖皮质激素类药的作用　①生理剂量可影响三大物质和水盐代谢。长期大量应用可保钠排钾及干扰钙、磷代谢。②超生理剂量有抗炎、抗免疫、抗毒、抗休克、刺激骨髓造血、提高中枢神经系统兴奋性、促进胃酸和胃蛋白酶的分泌、退热等作用。

2. 略。

3. 略。

4. 在硫脲类药物控制症状的基础上，于术前 2 周加用大剂量碘，可使甲状腺组织退化、血管减少，腺体缩小、变硬，有利于手术进行并减少出血。

5. 胰岛素对胰岛素缺乏的各型糖尿病均有效。其主要用于下列情况：①1 型糖尿病。②2 型糖尿病初始治疗时须迅速降低血糖至正常水平者。③2 型糖尿病经饮食和口服降血糖药治疗未能很好控制者。④发生各种急性或严重并发症的糖尿病，如酮症酸中毒、糖尿病非酮症高渗性昏迷和乳酸性酸中毒伴高血糖等。⑤合并重症感染、消耗性疾病、高热、妊娠、创伤及手术的各型糖尿病。

6. ①严格掌握剂量，避免发生子宫强直性收缩。②严格掌握禁忌证，产道异常、胎位不正、头盆不称、前置胎盘、3 次妊娠以上经产妇及剖宫产史者禁用，以防子宫破裂或胎儿窒息。

7. 避孕药　①主要抑制排卵的避孕药，如复方炔诺酮片。②抗着床避孕药，如炔诺酮。③抗早孕药，如米非司酮。④男性避孕药，如棉酚。⑤外用避孕药，如壬苯醇醚。

（邵素倩）

项目十 │ 抗变态反应药、免疫调节药与用药护理

知识要点

知识点	学习提示
H_1 受体拮抗剂的作用	1. 抗组胺作用　本类药能对抗组胺激动 H_1 受体引起的胃肠、支气管、子宫平滑肌的收缩，大部分能对抗组胺所致的小血管扩张。临床用于治疗皮肤黏膜变态反应性疾病，对荨麻疹、花粉症、过敏性鼻炎效果好，可做首选药
	2. 中枢抑制作用　本类药易进入中枢，在治疗量时即产生较强的中枢抑制作用，表现为镇静、嗜睡等。临床用于治疗失眠症。尤其适用于变态反应性疾病引起的焦虑失眠
	3. 抗胆碱作用　本类药具有较强的中枢抗乙酰胆碱作用，可产生防晕止吐的作用。临床用于治疗晕动病及呕吐，应于乘坐车船前 $15 \sim 30min$ 服用
钙盐的作用	常用钙盐主要有葡萄糖酸钙、氯化钙、乳酸钙
	1. 抗过敏作用　钙盐可增强毛细血管的致密性，降低通透性而减少渗出，减轻过敏症状。其可用于荨麻疹、血管神经性水肿、血清病、接触性皮炎和湿疹等
	2. 促进骨骼和牙齿的发育　防治佝偻病、骨软骨病。也可用于孕妇、哺乳期妇女、儿童和老年人补钙。同时配伍应用维生素 D 可增加钙的吸收
	3. 维持神经肌肉组织的正常兴奋性　用于手足搐搦症的治疗
	4. 对抗镁离子的作用　是解救镁盐中毒的特效药

难点解析

　　H_1 受体拮抗剂供临床使用的有第一代、第二代药物。常用的第一代药物有苯海拉明、异丙嗪、氯苯那敏、曲吡那敏等，第二代药物有西替利嗪、左卡巴斯汀、阿司咪唑、特非那定、依巴斯汀等。第一代、第二代两代 H_1 受体拮抗剂的作用与应用基本相似，但第二代药物仅有抗组胺作用，而无明显的中枢抑制作用和抗胆碱作用。

　　1. 拮抗 H_1 受体　只能对抗 H_1 受体激动引起的效应，而不能产生相反的效应。

此外，H_1 受体拮抗剂对人的过敏性休克无保护作用。

2. 中枢抑制　第一代药物中苯海拉明与异丙嗪对中枢的抑制作用最强，氯苯那敏最弱，第二代药物几乎无中枢抑制作用。

3. 抗乙酰胆碱作用、局麻作用和奎尼丁样作用　主要用于变态反应性疾病、晕动病及呕吐。不良反应有镇静、嗜睡、乏力等。

钙盐有强烈的刺激性，不能皮下注射和肌内注射。给药时不能漏出血管外，否则可致剧痛及组织坏死。若发生，须立即注射 0.5% 普鲁卡因局部封闭。给药速度也不能快，以防发生心律失常及心搏骤停。

巩固提高

案例分析

患者，男，38 岁，公交车驾驶员。近日因食用海鲜后，手、脸及胸部多处皮肤出现红色丘疹。患者描述"红疹处发痒，晚上更严重，影响正常的生活和工作"。

请问：

该患者首选的抗过敏药物种类是什么？请说明理由。

解析：

患者食用海鲜后出现皮肤红色丘疹伴瘙痒是食物导致的过敏反应，应给予抗过敏药物治疗，考虑到患者的职业，应选用无中枢抑制作用的第二代抗组胺药，比如氯雷他定，避免出现嗜睡、乏力等情况影响工作。

综合练习

（一）选择题

A1 型题

1. 下列疾病中，苯海拉明**无效**的是
   A. 荨麻疹
   B. 过敏性鼻炎
   C. 血管神经性水肿
   D. 血清病所致高热
   E. 接触性皮炎

2. H_1 受体兴奋时其效应**不包括**
   A. 支气管舒张
   B. 支气管收缩
   C. 肠道平滑肌收缩
   D. 血管扩张

E. 子宫收缩

3. 苯海拉明**不具有**的作用是

 A. 镇静   B. 催眠

 C. 抗过敏   D. 抑制胃酸分泌

 E. 抗晕止吐

4. 关于苯海拉明、异丙嗪的叙述最正确的是

 A. 镇静催眠、抗惊厥   B. 抗炎、抗惊厥

 C. 镇静催眠、抗晕止吐 D. 镇静、抑制胃酸分泌

 E. 镇静、促进胃酸分泌

5. 下列疾病中，H_1受体拮抗剂疗效最好的是

 A. 支气管哮喘   B. 皮肤黏膜过敏症状

 C. 血清病所致高热   D. 过敏性休克

 E. 过敏性紫癜

6. 组胺主要存在的人体细胞种类是

 A. 嗜酸性细胞   B. 巨噬细胞

 C. 中性粒细胞   D. 肥大细胞

 E. 粒细胞

7. 抗胆碱作用最强的药物是

 A. 异丙嗪   B. 曲吡那敏

 C. 氯苯那敏   D. 西替利嗪

 E. 依巴斯汀

8. 中枢抑制作用最强的药物是

 A. 苯海拉明   B. 依巴斯汀

 C. 曲吡那敏   D. 氯苯那敏

 E. 西替利嗪

9. H_1受体拮抗剂最常见的不良反应是

 A. 烦躁、失眠   B. 镇静、嗜睡

 C. 消化道反应   D. 致畸

 E. 耳毒性

10. 下列**无**止吐作用的药物是

 A. 苯海拉明   B. 异丙嗪

 C. 氯丙嗪   D. 甲氧氯普胺

E. 氯苯那敏

11. 下列**不属于** H_1 受体拮抗剂的是

    A. 苯海拉明   B. 异丙嗪

    C. 氯丙嗪   D. 左卡巴斯汀

    E. 氯苯那敏

12. 葡萄糖酸钙口服溶液可防治

    A. 贫血   B. 佝偻病

    C. 近视眼   D. 晕动病

    E. 失眠

A2 型题

13. 一位荨麻疹患者,驾驶员,急于开车执行任务。宜选用的药物是

    A. 苯海拉明   B. 异丙嗪

    C. 氯苯那敏   D. 苯巴比妥

    E. 阿司咪唑

14. 患者,女,35 岁。因准备出差而请医生开药以预防晕车,宜选用的药物是

    A. 氯苯那敏   B. 特非那定

    C. 西替利嗪   D. 苯海拉明

    E. 阿司咪唑

A3 型题

15~17 题共用题干

患者,男,38 岁,公司司机。吃鱼后,局部出现片状红色突起,瘙痒难忍,去医院就诊,被诊断为荨麻疹。

15. 该患者可选用进行治疗的药物是

    A. 苯海拉明   B. 异丙嗪

    C. 氯苯那敏   D. 苯巴比妥

    E. 阿司咪唑

16. 该药物是 H_1 受体拮抗剂的

    A. 第一代   B. 第二代

    C. 第三代   D. 第四代

    E. 第五代

17. 在治疗荨麻疹时,依据该药物的作用是

    A. 中枢抑制   B. 抗组胺

    C. 镇静催眠   D. 抗晕动止吐

    E. 抗胆碱

18~20题共用题干

患者周末外出郊游，晚上回家后，感觉面部皮肤瘙痒、红肿，渐加重，到医院检查，被诊断为荨麻疹。

18. 该患者可选用的药物治疗是

    A. 苯海拉明   B. 苯妥英钠

    C. 西咪替丁   D. 苯巴比妥

    E. 氢氯噻嗪

19. 口服该药的时间应该为

    A. 饭前   B. 饭时

    C. 饭后   D. 清晨

    E. 睡前

20. 该患者用药期间如果饮酒，可能会出现的症状是

    A. 恶心   B. 嗜睡、头晕

    C. 眼压升高   D. 视物模糊

    E. 尿潴留

（二）判断题

1. H_1 受体拮抗剂治疗支气管哮喘效果差。（   ）

2. 苯海拉明无镇静作用。（   ）

3. 异丙嗪的中枢抑制作用最强。（   ）

4. 苯海拉明最常见的不良反应是中枢抑制现象。（   ）

（三）填空题

1. 抗组胺药在体内与相应_____结合而竞争性拮抗组胺作用。根据药物选择性不同，将其分为_____受体拮抗剂和_____受体拮抗剂。

2. H_1 受体拮抗剂对_____、_____及_____等因组胺释放所引起的皮肤黏膜过敏反应性疾病疗效好。

3. 中枢抑制作用较强的 H_1 受体拮抗剂是_____和_____。

4. 钙剂因刺激性强，用于抗过敏时一般采取_____注射。

（四）简答题

1. H_1 受体拮抗剂有哪些作用与用途？

2. 简述钙盐的作用、用途、不良反应及注意事项。

参考答案

（一）选择题

1. D　2. A　3. D　4. C　5. B　6. D　7. A　8. A　9. B

10. E　11. C　12. B　13. E　14. D　15. E　16. B　17. B　18. A

19. C　20. B

（二）判断题

1. √　2. ×　3. √　4. √

（三）填空题

1. 组胺受体　H_1　H_2

2. 荨麻疹　花粉症　过敏性鼻炎

3. 苯海拉明　异丙嗪

4. 静脉缓慢

（四）简答题

1. 略。

2. （1）作用、用途

1）抗过敏作用：可用于荨麻疹、血管神经性水肿、血清病、接触性皮炎和湿疹等。

2）促进骨骼和牙齿的发育：防治佝偻病、骨软骨病，也可用于孕妇、哺乳期妇女、儿童和老年人补钙。

3）维持神经肌肉组织的正常兴奋性：用于手足搐搦症的治疗。

4）对抗镁离子的作用：是解救镁盐中毒的特效药。

（2）不良反应

1）钙盐有强烈的刺激性。

2）钙盐静脉注射时有全身发热感，皮肤发红；可兴奋心脏，静脉注射过快或过量可致心律失常甚至心搏骤停。

3）钙盐可增加强心苷对心脏的毒性。

（3）注意事项：钙盐有强烈的刺激性，不能皮下注射和肌内注射。给药时不能漏出血管外，否则可致剧痛及组织坏死，若发生，须立即注射 0.5% 普鲁卡因局部封闭。给药速度也不能快，以防发生心律失常及心搏骤停。

（高艳丽　符秀华）

项目十一 | 抗微生物药与用药护理

（一）抗微生物药的基本概念和常用术语

知识点	学习提示
抗微生物药	能抑制或杀灭病原微生物，防治感染性疾病的药物，主要包括抗菌药、抗真菌药和抗病毒药
化学治疗药	用于体内抗微生物、寄生虫及恶性肿瘤的药物称为化学治疗药，简称化疗药
抗生素	某些微生物在代谢过程中产生的能抑制或杀灭其他病原微生物的化学物质。其包括天然抗生素和人工合成抗生素两类
抗菌谱	抗微生物药物的抗菌范围，是临床选择抗微生物药的重要依据
抗菌活性	抗微生物药抑制或杀灭病原微生物的能力
化疗指数	评价化疗药物临床应用价值和安全性的重要参数，常以化疗药物的半数致死量（LD_{50}）与半数有效量（ED_{50}）的比值来表示
耐药性	病原体或肿瘤细胞对化疗药物敏感性降低的现象，又称抗药性
抗菌后效应	细菌与抗微生物药短暂接触后，血中药物浓度低于最低抑菌浓度或被机体消除后，细菌的生长繁殖持续受抑制的现象

（二）抗生素

知识点	学习提示
β-内酰胺类	1. 青霉素类　为繁殖期杀菌剂，目前仍为各种敏感菌及螺旋体感染的首选药。天然青霉素不耐酸，不耐酶，不宜口服，一般采用肌内注射，必要时静脉给药。主要不良反应为过敏反应，使用前必须做皮试，严重者可致过敏性休克 2. 半合成青霉素　具有耐酸、耐酶、抗菌谱广、抗铜绿假单胞菌、抗革兰氏阴性菌等特点。其抗菌机制、不良反应与青霉素相同，与青霉素有交叉过敏反应，用前必须做青霉素皮试 3. 头孢菌素类　为繁殖期杀菌剂。有抗菌谱广、抗菌作用强，肾毒性、过敏反应较青霉素少等特点，但仍可发生过敏性休克，首选肾上腺素进行抢救

知识点	学习提示
大环内酯类	为速效抑菌剂。红霉素主要用于对青霉素耐药及对青霉素过敏的患者。为军团菌病和支原体肺炎的首选药。主要不良反应为胃肠道反应及肝毒性。乳糖酸红霉素禁用生理盐水溶解
氨基糖苷类	为静止期杀菌剂。抗菌谱广,对革兰氏阴性菌的作用强,部分对结核分枝杆菌、耐药金黄色葡萄球菌和铜绿假单胞菌的感染有效。主要不良反应为耳毒性、肾毒性、神经肌肉阻滞及过敏反应。链霉素可致过敏性休克,抢救药物为钙剂和肾上腺素
四环素类	为速效抑菌剂。抗菌谱广,因其可影响骨骼和牙齿发育、肝肾毒性大、可导致二重感染,目前主要用于立克次体的严重感染
氯霉素	为速效抑菌剂。抗菌谱广,但因对骨髓抑制严重,应用受到限制
林可霉素类	为速效抑菌剂。克林霉素可作为金黄色葡萄球菌性骨髓炎的首选药。不良反应可致伪膜性肠炎,用万古霉素或甲硝唑治疗
万古霉素类	为繁殖期杀菌剂。因耳、肾毒性大,只能静脉给药治疗耐药金黄色葡萄球菌引起的严重感染和克林霉素等所致的伪膜性肠炎
多黏菌素类	为窄谱慢效杀菌药,对铜绿假单胞菌作用明显。因毒性大,局部用于敏感菌所致眼、耳、皮肤、黏膜感染及烧伤后铜绿假单胞菌感染。肾及神经系统的毒性大

（三）人工合成抗菌药

知识点	学习提示
氟喹诺酮类	为广谱杀菌剂。抑制敏感菌 DNA 回旋酶,干扰 DNA 复制而杀菌。临床广泛用于呼吸道、泌尿道及肠道感染。可致光敏反应、软骨损害、肌腱断裂及心毒性等,应予注意
磺胺类	为慢效抑菌剂。常与甲氧苄啶合用对细菌的叶酸代谢产生双重阻断。肾毒性较大,用药期间同服碳酸氢钠溶液以碱化尿液、多饮水稀释尿液
甲硝唑	为厌氧菌、阴道滴虫、阿米巴原虫及贾第鞭毛虫感染的首选药。用药期间禁止饮酒
呋喃妥因	口服吸收完全,尿中浓度高,故仅用于尿路感染,如急性肾炎、膀胱炎、前列腺炎、尿道炎等
呋喃唑酮	口服吸收少,肠腔浓度高,适用于肠炎、痢疾、伤寒、副伤寒及胃、十二指肠溃疡等
呋喃西林	因毒性大,仅作表面消毒剂,用于化脓性中耳炎、伤口感染等

（四）抗结核病药

知识点	学习提示
异烟肼	穿透力最强、分布最广，为各型结核病的首选药。主要不良反应为神经系统毒性及肝损害
利福平	穿透力强、分布广，用于结核病、麻风病及耐药金黄色葡萄球菌感染。肝毒性大
吡嗪酰胺	常与异烟肼、利福平合用于结核病的治疗。肝毒性较大
链霉素	因作用较弱、毒性较大，主要与其他抗结核病药联合应用，治疗浸润性肺结核、粟粒性结核等
乙胺丁醇	常与其他抗结核病药联合应用。长期应用可致球后视神经炎，用药期间注意视力改变及做眼科检查
对氨基水杨酸钠	为二线抗结核病药，抗菌谱窄，仅对细胞外的结核分枝杆菌有较弱的抑制作用。耐药性产生缓慢，常与异烟肼和链霉素联合使用，以延缓耐药性产生
用药原则	早期用药、联合用药、足量用药、规律用药、全程督导

（五）抗真菌药和抗病毒药

知识点	学习提示
抗真菌药	（1）制霉菌素：因毒性大，局部用于治疗口腔、皮肤、阴道念珠菌感染及阴道毛滴虫病 （2）特比萘芬：为广谱抗真菌药，口服用于体癣、股癣等，也可用于念珠菌病。主要不良反应为胃肠反应 （3）两性霉素 B：主要用于全身性深部真菌感染。静脉给药不良反应严重 （4）伊曲康唑：三唑类衍生物，广谱抗真菌药。其用于深部真菌感染，对孢子菌、芽生菌、组织胞浆菌、曲霉菌、隐球菌感染均有效，不良反应轻 （5）伏立康唑：三唑类新药，具有广谱抗真菌作用，治疗侵袭性曲霉病，念珠菌感染，以及其他抗真菌药治疗无效或不能耐受的足放线菌、镰孢菌属所致的严重感染，不良反应较少
抗病毒药	（1）阿昔洛韦：为疱疹病毒感染的首选药，也可用于乙型肝炎。不良反应少，孕妇禁用 （2）金刚烷胺：主要用于甲型流感的防治，也可治疗帕金森病 （3）干扰素：具有抗病毒、免疫调节和抗恶性肿瘤的作用，不良反应少 （4）齐多夫定和拉米夫定：二者合用治疗艾滋病。齐多夫定毒性大，可致骨髓抑制、牙龈出血等，哺乳期妇女禁用。拉米夫定毒性低，主要不良反应是头痛、腹泻等

（一）化学治疗药物及其应用注意的问题

1. 化疗指数是评价化学治疗药物有效性及安全性的指标。该比值大，说明药物毒性低而疗效高。但化疗指数大的药物并非绝对安全，如几乎无毒性的青霉素，却有引起过敏性休克的危险。

2. 在应用化学治疗药物时，应注意抗菌药、病原体和机体三者之间的相互关系。即：机体对病原体的防御功能与病原体对机体的致病作用；抗菌药对病原体的抑制或杀灭作用与病原体对药物的抗（耐）药性；药物对机体的防治作用及不良反应和机体对药物的体内处置过程。总之，使用的药物应对病原体具有高度的选择性，病原体又不易对其产生抗（耐）药性，并对机体无毒或低毒，最好还能促进机体的防御功能和抗病能力，从而对疾病的转归发挥有利的影响。

3. 衡量抗菌药物抗菌作用的指标　抗菌谱、抗菌活性、半数有效量、抗菌后效应、最低抑菌浓度、最低杀菌浓度。

4. 耐药性产生的预防及用药监护

（1）耐药性产生的预防：严格按适应证选药，防止滥用，避免不恰当的预防性应用，合理地联合用药和积极开发新的抗菌药物等。

（2）护理人员用药监护：确保药物安全有效；确保患者足量用药；注意药物的不良反应；改善一般状况提高患者抵抗力。

（二）抗生素类药物作用机制

1. β-内酰胺类抗生素通过抑制细菌细胞壁肽聚糖的合成，造成细胞壁破损而死亡，属于繁殖期杀菌剂。肽聚糖是维持细菌细胞壁完整性的必需物质。若肽聚糖合成受阻，使细胞壁的完整性受损，影响了细菌的正常形态及分裂增殖，使细菌形成渗透压稳定的球形体，继而溶解死亡。

2. 大环内酯类、林可霉素类、氯霉素、四环素类因抑制蛋白质合成某一环节，产生速效抑菌作用。氨基糖苷类抗生素多环节抑制菌体蛋白质的合成，产生静止期的杀菌作用。

（三）青霉素过敏性反应的防治措施

过敏反应为青霉素最常见的不良反应，轻者表现为荨麻疹、皮炎、药物热、血管神经性水肿等，严重者可致过敏性休克，表现为呼吸困难、胸闷、面色苍白、发绀、出冷汗、脉搏细弱、血压下降、昏迷、惊厥等。如抢救不及时，可出现呼吸和循环衰竭而死亡。因此使用青霉素时，应高度重视其过敏反应。其防治措施如下：

一问：用药前应详细询问患者有无药物过敏史和过敏性疾病史（包括父母、直系血缘关系），对青霉素过敏者禁用，有过敏疾病史者慎用。

二试：凡初次使用、用药间隔 3d 以上、用药过程中更换批号时，必须做皮试。应注意少数患者在皮试时即可发生过敏性休克，使用青霉素前应备齐抢救药品和器械。皮试阳性者禁用。

三观察：阴性者注射完毕后须密切观察 30min，无任何不适方可让患者离开。

四抢救：一旦发生过敏性休克，应立即皮下或肌内注射 0.1% 肾上腺素 0.5～1.0mg，效果不明显者 30min 后重复 1 次。严重者稀释后缓慢静脉注射或静脉滴注；心跳停止者，可心内注射，酌情加用糖皮质激素、H_1 受体拮抗剂；呼吸困难者给予吸氧及人工呼吸，必要时进行气管切开。

五避免：避免患者在饥饿时注射青霉素；部分患者因皮肤接触亦可引起严重过敏反应，应避免局部用药。

（四）伪膜性肠炎与难辨梭状芽孢杆菌

除万古霉素外，几乎所有的抗菌药都可引起伪膜性肠炎，多在抗菌药应用过程中或停药 2～3 周内发生，临床表现为大量水性腹泻，每日 10 次以上，大便常含黏液，部分为血便，少数人可排出斑块状假膜，同时伴发热、腹痛、腹泻、恶心及呕吐，严重者可致水、电解质紊乱、循环衰竭甚至死亡，病死率约 30%。目前已证实为难辨梭状芽孢杆菌的外毒素引起。金黄色葡萄球菌仅为伴随菌。

（五）氟喹诺酮类药物的抗菌机制

1. DNA 回旋酶　为拓扑异构酶 II，是细菌完成复制所必需的酶，是喹诺酮类药物抗革兰氏阴性菌的作用靶点。其作用机制是通过抑制细菌 DNA 回旋酶，干扰 DNA 复制而起到杀菌作用。

2. 拓扑异构酶 IV　是喹诺酮类药物抗革兰氏阳性菌作用的重要靶点。喹诺酮类药物通过抑制拓扑异构酶 IV 的活性，干扰细菌 DNA 的合成，从而产生抗菌作用。

巩固提高

案例分析一

患者，男，19 岁。扁桃体炎，拟青霉素 800 万 U 滴注治疗，皮试为阴性，给药约 1min 后，该患者出现大汗淋漓、面色苍白、呼吸困难、脉搏细弱的症状，血压降至 30/20mmHg。被诊断为过敏性休克，立即就地抢救，马上停用青霉素，先后给予肾上腺素、苯海拉明等药物,并配合吸氧等措施,30min 后症状缓解。

请问:

1. 该患者出现了典型的青霉素过敏性休克,青霉素皮试阴性者给药后也可发生,如何抢救?

2. 肾上腺素是抢救过敏性休克的首选药,试解释苯海拉明的应用和吸氧措施的应用目的。

3. 在这个案例中,护士应该在哪些方面体现专业精神和职业素养?

解析:

1. 一旦发生过敏性休克,应立即皮下或肌内注射 0.1% 肾上腺素 0.5~1.0mg,效果不明显者 30min 后重复 1 次。严重者稀释后缓慢静脉注射或静脉滴注;心跳停止者,可心内注射,酌情加用糖皮质激素、H_1 受体拮抗剂。

2. 患者出现呼吸困难,给予吸氧及人工呼吸,必要时作气管切开,保障患者呼吸通畅。苯海拉明为 H_1 受体拮抗剂,是过敏反应的有效治疗药物。

3. 作为护理人员应敬畏科学,青霉素皮试阴性者给药后也可发生过敏反应,绝不能有侥幸之心,随时做好抢救的准备,严密观察患者用药后的反应,严格遵守不良反应的防治措施"一问、二试、三观察、四抢救、五避免",时刻牢记护理岗位职责,真正做到恪守救死扶伤的职业道德。

案例分析二

患者,男,22 岁。近 1 个月来乏力、食欲减退、体重下降、低热、夜间盗汗;咳嗽,有少量的黏痰。查体:T 37.8℃,P 90 次 /min,BP 110/70mmHg。胸部听诊:右锁骨上下及肩胛区可闻及湿啰音。X 线检查示:右侧肺尖结核。痰涂片找到结核分枝杆菌。诊断:右侧肺结核。医嘱给予异烟肼与利福平联合药物治疗。

请问:

1. 该患者应用异烟肼与利福平联合药物治疗是否合理?

2. 应用异烟肼期间,有哪些注意事项?

3. 在这个案例中,护士应该在哪些方面体现专业精神和职业素养?

解析:

1. 异烟肼是治疗各型结核病的首选药,但单一用异烟肼易出现耐药性,异烟肼与利福平联合应用,可以提高治愈率、降低复发率、降低毒性、防止耐药性发生。

2. 应用异烟肼期间,要注意:①神经系统毒性,加服维生素 B_6 可预防。②肝毒性:多见于 50 岁以上患者、快代谢型和嗜酒者,一般剂量可见短暂性的转氨酶升高、黄疸,较大剂量或长期应用可致肝细胞坏死,若与利福平合用可增强肝毒性。肝功能不全者慎用。③过敏反应，用药期间不宜饮酒。④异烟肼与利福平均有肝毒性，两者联合用药要定期检查肝功能。

3. 作为护理人员应考虑患者实际情况，同时要积极宣传和耐心教育患者——结核病治疗要坚持"早期用药、联合用药、足量用药、规律用药、全程督导"的原则，严格进行规范治疗，积极锻炼和补充营养。

综合练习

（一）选择题

A1 型题

1. 化疗药物的概念是
   A. 治疗各种疾病的化学药物
   B. 治疗恶性肿瘤的化学药物
   C. 防治细菌感染、寄生虫病和恶性肿瘤的化学药物
   D. 防治病原微生物引起感染的化学药物
   E. 人工合成的化学药物

2. 化疗指数指
   A. ED_{50}/LD_{50}
   B. ED_{90}/LD_{10}
   C. LD_{90}/ED_{10}
   D. LD_{50}/ED_{50}
   E. LD_5/ED_{95}

3. 下列有关药物、机体、病原体三者之间关系的叙述，**错误**的是
   A. 药物对机体有防治作用和不良反应
   B. 机体对病原体有抵抗能力
   C. 机体对药物有耐药性
   D. 药物对病原体有抑制或杀灭作用
   E. 机体对药物有处置过程

4. 影响细菌细胞壁合成的抗生素是
   A. 头孢菌素类
   B. 氨基糖苷类
   C. 四环素类
   D. 大环内酯类
   E. 多肽类

5. 细菌对青霉素产生耐药性的机制之一是
   A. 产生钝化酶
   B. 核糖体靶位结构改变

C. RNA 聚合酶改变　　　　　　　　D. 改变代谢途径

E. 产生 β- 内酰胺酶

6. 抗微生物药物的抗菌范围是

A. 抗菌活性　　　　　　　　　　B. 化疗指数

C. 抗菌谱　　　　　　　　　　　D. 药物剂量

E. 耐药性

7. 化疗药物的 LD_{50}/ED_{50} 比值的意义为

A. 比值越大，临床疗效越好　　　　B. 比值越小，临床疗效越好

C. 反映抗菌活性大小　　　　　　　D. 反映药物毒性大小

E. 指数越大，说明药物毒性低而疗效高

8. 关于抗菌后效应的描述，**不正确**的是

A. 抗菌药物对细菌特有的效应　　　B. 几乎所有的抗菌药物都有

C. 抗菌后效应的药物抗菌活性较强　D. 是抗菌药物的后遗效应

E. 无实际药物治疗效果

9. 半合成抗生素是

A. 半人工合成的新抗生素，与天然抗生素作用完全不同

B. 人工合成的新抗生素，保留天然抗生素优点，改进其缺点

C. 保留天然抗生素结构，改造侧链所得产品

D. 保留天然抗生素主要结构，人工更换侧链所得产品

E. 全部采用人工合成的方法所得产品

10. 青霉素 G 杀菌的作用机制是

A. 影响细菌蛋白质合成　　　　　　B. 抑制细菌细胞壁肽聚糖合成

C. 抑制核酸合成　　　　　　　　　D. 影响细菌叶酸合成

E. 影响细胞膜的通透性

11. 对青霉素 G 易产生耐药性的细菌是

A. 溶血性链球菌　　　　　　　　　B. 肺炎链球菌

C. 金黄色葡萄球菌　　　　　　　　D. 白喉杆菌

E. 淋球菌

12. 下列病原体中，青霉素 G 对其几乎**无效**的是

A. 脑膜炎球菌　　　　　　　　　　B. 螺旋体

C. 白喉杆菌　　　　　　　　　　　D. 炭疽杆菌

E. 流感嗜血杆菌

13. 抑菌药包括
    A. 大环内酯类
    B. 青霉素 G
    C. 头孢拉定
    D. 阿莫西林
    E. 头孢哌酮

14. 下列关于氨苄西林的说法，**错误**的是
    A. 耐酸口服可吸收
    B. 脑膜炎时脑脊液中的浓度较高
    C. 对 G^- 菌有较强抗菌作用
    D. 对耐药金黄色葡萄球菌有效
    E. 不耐 β- 内酰胺酶

15. 青霉素类共同具有的特点是
    A. 耐酸口服有效
    B. 耐 β- 内酰胺酶
    C. 主要用于 G^+ 菌感染
    D. 大多用于 G^- 菌感染
    E. 可能发生过敏性休克，并有交叉过敏反应

16. 具有一定肾毒性的 β- 内酰胺类抗生素是
    A. 青霉素
    B. 耐酶青霉素类
    C. 半合成广谱青霉素类
    D. 第一代头孢菌素
    E. 第三代头孢菌素

17. 抗铜绿假单胞菌作用最强的头孢菌素是
    A. 头孢呋辛
    B. 头孢他啶
    C. 头孢孟多
    D. 头孢噻吩
    E. 头孢氨苄

18. 下列**不是**头孢菌素的不良反应的是
    A. 过敏反应
    B. 肾损害
    C. 肝损害
    D. 二重感染
    E. 胃肠反应

19. 用青霉素治疗可引起赫氏反应的疾病是
    A. 流行性脑脊髓膜炎
    B. 破伤风
    C. 大叶性肺炎
    D. 梅毒
    E. 甲型溶血性链球菌心内膜炎

20. 主要用于治疗伤寒、副伤寒的青霉素类药物是
    A. 氨苄西林
    B. 双氯西林
    C. 羧苄西林
    D. 苄星青霉素
    E. 苄青霉素

21. 青霉素所致的速发型超敏反应首选

    A. 肾上腺素　　　　　　　　　　B. 糖皮质激素

    C. 苯巴比妥　　　　　　　　　　D. 苯海拉明

    E. 多巴胺

22. 对抗铜绿假单胞菌感染有效的药物是

    A. 头孢氨苄　　　　　　　　　　B. 青霉素 G

    C. 氨苄西林　　　　　　　　　　D. 羧苄西林

    E. 头孢呋辛

23. 大环内酯类抗生素对下列细菌**无效**的是

    A. 革兰氏阳性菌　　　　　　　　B. 革兰氏阴性菌

    C. 大肠杆菌　　　　　　　　　　D. 军团菌

    E. 耐药金黄色葡萄球菌

24. **不属于**大环内酯类的药物是

    A. 红霉素　　　　　　　　　　　B. 林可霉素

    C. 乙酰螺旋霉素　　　　　　　　D. 麦迪霉素

    E. 克拉霉素

25. 金黄色葡萄球菌引起的急、慢性骨髓炎最佳选用

    A. 阿莫西林　　　　　　　　　　B. 红霉素

    C. 头孢曲松　　　　　　　　　　D. 林可霉素

    E. 克林霉素

26. 红霉素对下列细菌**无效**的是

    A. 百日咳鲍特菌　　　　　　　　B. 流感嗜血杆菌

    C. 支原体　　　　　　　　　　　D. 铜绿假单胞菌

    E. 白喉棒状杆菌

27. 红霉素与克林霉素合用可

    A. 扩大抗菌谱　　　　　　　　　B. 由于竞争结合部位产生拮抗作用

    C. 增强抗菌活性　　　　　　　　D. 降低毒性

    E. 延缓抗药性

28. 下列**不能**用生理盐水溶解的药物是

    A. 链霉素　　　　　　　　　　　B. 红霉素

    C. 青霉素　　　　　　　　　　　D. 庆大霉素

    E. 头孢呋辛

29. 肝功能不全应避免或慎用的药物是
    A. 头孢噻吩
    B. 四环素类
    C. 氨基糖苷类
    D. 青霉素类
    E. 克拉维酸

30. 可引起肝损害的大环内酯类药物是
    A. 罗红霉素
    B. 乙酰螺旋霉素
    C. 酯化红霉素
    D. 麦迪霉素
    E. 阿奇霉素

31. 对大环内酯类抗生素的描述,**错误**的是
    A. 抗菌谱窄,比青霉素略广
    B. 肾毒性大
    C. 酯化衍生物可增加口服吸收
    D. 不易透过血脑屏障
    E. 有肝肠循环

32. G⁺菌感染对青霉素过敏者可选用
    A. 苯唑西林
    B. 红霉素
    C. 氨苄西林
    D. 羧苄西林
    E. 头孢氨苄

33. 下列**不是**氨基糖苷类共同的特点的是
    A. 由氨基糖分子和非糖部分的苷元结合而成
    B. 水溶性好、性质稳定
    C. 对革兰氏阳性菌具有高度抗菌活性
    D. 对革兰氏阴性需氧杆菌具有高度抗菌活性
    E. 碱性下抗菌活性增强

34. 下列**不是**氨基糖苷类抗生素的药物是
    A. 螺旋霉素
    B. 妥布霉素
    C. 阿米卡星
    D. 卡那霉素
    E. 庆大霉素

35. 庆大霉素**没有**治疗价值的感染是
    A. 铜绿假单胞菌感染
    B. 结核性脑膜炎
    C. 大肠杆菌所致的尿路感染
    D. 革兰氏阴性杆菌感染的败血症
    E. 对青霉素过敏者金黄色葡萄球菌感染

36. 链霉素目前临床应用较少,是由于
    A. 口服不易吸收
    B. 肾毒性大

C. 抗菌作用较弱　　　　　　　　　　D. 耐药菌株较多，毒性较大

E. 过敏反应发生率高

37. 氨基糖苷类药物在体内分布浓度较高的部位是

A. 细胞内液　　　　　　　　　　　B. 血液

C. 肾脏皮质　　　　　　　　　　　D. 脑脊液

E. 胆汁

38. 耳、肾毒性最严重的氨基糖苷类药物是

A. 卡那霉素　　　　　　　　　　　B. 庆大霉素

C. 西索米星　　　　　　　　　　　D. 新霉素

E. 链霉素

39. 急性肾衰竭患者可选择的抗生素是

A. 磺胺类药物　　　　　　　　　　B. 卡那霉素

C. 青霉素　　　　　　　　　　　　D. 阿米卡星

E. 链霉素

40. 氨基糖苷类抗生素消除的主要途径是

A. 以原形经肾小球滤过排出　　　　B. 经肾小管分泌排出

C. 经肝微粒体酶氧化灭活　　　　　D. 经乙酰化灭活

E. 经胆汁排出

41. 过敏性休克发生率最高的氨基糖苷类药物是

A. 庆大霉素　　　　　　　　　　　B. 妥布霉素

C. 阿米卡星　　　　　　　　　　　D. 链霉素

E. 大观霉素

42. 对铜绿假单胞菌及抗药金黄色葡萄球菌均有效的抗生素是

A. 庆大霉素　　　　　　　　　　　B. 青霉素 G

C. 红霉素　　　　　　　　　　　　D. 螺旋霉素

E. 苯唑西林

43. 常用于对青霉素产生耐药性的淋病患者的抗生素是

A. 庆大霉素　　　　　　　　　　　B. 氨苄西林

C. 大观霉素　　　　　　　　　　　D. 红霉素

E. 羧苄西林

44. 下列能与多价阳离子络合而影响其吸收的药物是

A. 氯霉素　　　　　　　　　　　　B. 四环素

C. 氨苄西林   D. 头孢氨苄

E. 红霉素

45. 四环素的抗菌谱**不包括**

  A. 肺炎链球菌   B. 霍乱弧菌

  C. 真菌   D. 立克次体

  E. 衣原体

46. 四环素类药物中,抗菌作用最强的是

  A. 四环素   B. 土霉素

  C. 金霉素   D. 多西环素

  E. 米诺环素

47. 四环素的主要不良反应是

  A. 二重感染   B. 过敏反应

  C. 周围神经炎   D. 灰婴综合征

  E. 胃肠反应

48. 对长期使用广谱类抗生素引起的伪膜性肠炎应选用

  A. 氨苄西林   B. 四环素

  C. 青霉素   D. 万古霉素

  E. 红霉素

49. 氯霉素仅用于伤寒等敏感菌所致的严重感染是由于

  A. 抗菌谱窄   B. 严重损害骨髓造血功能

  C. 易引起二重感染   D. 抗菌作用弱

  E. 性质不稳定

50. 四环素的抗菌机制是

  A. 抑制细菌细胞壁合成   B. 改变细菌胞质膜通透性

  C. 抑制细菌蛋白质合成   D. 干扰叶酸代谢

  E. 抑制 RNA 合成

51. 为繁殖期杀菌剂的抗生素是

  A. β- 内酰胺类   B. 氯霉素

  C. 氨基糖苷类   D. 大环内酯类

  E. 四环素类

52. 林可霉素可能发生的严重不良反应是

  A. 过敏性休克   B. 肾损害

C. 胆汁淤积性黄疸   D. 伪膜性肠炎

E. 肝损害

53. 关于万古霉素的描述，**错误**的是

  A. 属于速效杀菌药   B. 与其他抗生素间无交叉耐药性

  C. 抑制细菌细胞壁的合成   D. 可引起假膜炎肠炎

  E. 口服不易吸收

54. 喹诺酮类药物抗菌机制是

  A. 抑制敏感菌二氢叶酸合成酶   B. 抑制敏感菌二氢叶酸还原酶

  C. 抑制敏感菌DNA回旋酶   D. 破坏细菌细胞壁

  E. 影响敏感菌蛋白质合成

55. 体外对革兰氏阴性菌抗菌活性最强的常用的喹诺酮类药物是

  A. 诺氟沙星   B. 依诺沙星

  C. 培氟沙星   D. 环丙沙星

  E. 氧氟沙星

56. 治疗厌氧菌感染的急性盆腔炎时，常使用的抗菌药是

  A. 四环素   B. 甲硝唑

  C. 万古霉素   D. 克拉霉素

  E. 阿奇霉素

57. 氟喹诺酮类中可用于结核病的是

  A. 氧氟沙星   B. 环丙沙星

  C. 诺氟沙星   D. 培氟沙星

  E. 依诺沙星

58. 小儿**禁用**喹诺酮类的原因在于该类药物易引起

  A. 关节病变   B. 胃肠道反应

  C. 过敏反应   D. 肝损害

  E. 肾损害

59. 氟喹诺酮类药物最适用于

  A. 骨关节感染   B. 尿路感染

  C. 呼吸道感染   D. 皮肤疖肿等

  E. 肠道感染

60. 磺胺类药物的抗菌机制是

  A. 破坏细菌细胞壁   B. 抑制敏感菌二氢叶酸合成酶

C. 抑制敏感菌二氢叶酸还原酶　　　　D. 改变细菌细胞膜通透性

E. 抑制菌体核酸合成

61. 易透过血-脑脊液屏障,脑脊液中能达到有效抑菌浓度的磺胺类药物是

A. 磺胺甲噁唑　　　　　　　　　　B. 磺胺嘧啶

C. 柳氮磺吡啶　　　　　　　　　　D. 磺胺米隆

E. 磺胺醋酰

62. 磺胺嘧啶**不能**用于治疗的疾病是

A. 溶血性链球菌引起的丹毒

B. 肺炎链球菌引起大叶性肺炎

C. 脑膜炎双球菌引起的流行性脑脊髓膜炎

D. 立克次体引起的斑疹伤寒

E. 大肠杆菌引起的尿路感染

63. 脓液及坏死组织中的对氨基苯甲酸含量高,可使磺胺的抗菌作用

A. 增强　　　　　　　　　　　　　B. 降低

C. 无影响　　　　　　　　　　　　D. 无效

E. 协同

64. 烧伤创面继发铜绿假单胞菌感染宜选用的药物是

A. 磺胺甲噁唑　　　　　　　　　　B. 磺胺嘧啶

C. 柳氮磺吡啶　　　　　　　　　　D. 磺胺米隆

E. 磺胺嘧啶银

65. 甲氧苄啶长期大量服用会引起人体叶酸缺乏症,人体被抑制的酶是

A. 二氢叶酸还原酶　　　　　　　　B. 四氢叶酸还原酶

C. 二氢叶酸合成酶　　　　　　　　D. 葡萄糖-6-磷酸脱氢酶

E. 单胺氧化酶

66. 服用磺胺类药物时同服碳酸氢钠溶液的目的是

A. 防止过敏反应

B. 中和胃酸,防止磺胺类药物对胃的损害

C. 增强抗菌作用

D. 加快药物吸收速度

E. 碱化尿液,增加磺胺类药物在尿中的溶解度

67. 新生儿应用磺胺类药物易出现核黄疸的原因是

A. 抑制肝药酶　　　　　　　　　　B. 促进新生儿红细胞破坏

C. 减少胆红素排泄   D. 与胆红素竞争血浆蛋白结合部位

E. 酶的诱导作用

68. 口服呋喃妥因可用于治疗

    A. 肠道感染   B. 全身感染

    C. 尿路感染，从体内消除快   D. 尿路感染，从体内消除慢

    E. 胆道感染

69. 可用于肠道感染的呋喃类药物是

    A. 呋喃西林   B. 呋喃妥因

    C. 呋喃唑酮   D. TMP

    E. SMZ

70. 对各部位各类型结核病均为首选药物的是

    A. 异烟肼   B. 乙胺丁醇

    C. 链霉素   D. 对氨基水杨酸

    E. 卡那霉素

71. 以下有关异烟肼的叙述，**错误**的是

    A. 穿透力强   B. 对 G^+ 及 G^- 菌均有抗菌作用

    C. 可用于各部位各类型的结核病   D. 主要在肝内乙酰化而被代谢

    E. 肝功能不全者慎用

72. 应用异烟肼时常合用维生素 B_6，目的是

    A. 增强疗效   B. 防治外周神经炎

    C. 延缓抗药性   D. 减轻肝损害

    E. 防治变态反应

73. 有癫痫或精神病史者抗结核治疗时应慎用的药物是

    A. 利福平   B. 吡嗪酰胺

    C. 乙胺丁醇   D. 异烟肼

    E. 对氨基水杨酸

74. 应用利福平容易出现的不良反应是

    A. 肝损害   B. 视神经炎

    C. 外周神经炎   D. 耳毒性

    E. 肾毒性

75. 下列**不是**一线抗结核药的是

    A. 利福平   B. 链霉素

C. 吡嗪酰胺　　　　　　　　　　D. 异烟肼

E. 丙硫异烟胺

76. 主要毒性为视神经炎的药物是

A. 利福平　　　　　　　　　　B. 链霉素

C. 异烟肼　　　　　　　　　　D. 吡嗪酰胺

E. 乙胺丁醇

77. 异烟肼与利福平合用易造成

A. 胃肠道反应加剧　　　　　　B. 增强肝毒性

C. 增强中枢损害　　　　　　　D. 过敏反应

E. 血液系统损害

78. 关于肺结核化学治疗原则的描述，**错误**的是

A. 早期使用抗结核药　　　　　B. 联合使用2种以上药物

C. 间断使用抗结核药　　　　　D. 严格遵照适当的药物剂量

E. 坚持完成规定疗程

79. 金刚烷胺特异性作用的病毒是

A. 疱疹病毒　　　　　　　　　B. 麻疹病毒

C. 腮腺炎病毒　　　　　　　　D. 甲型流感病毒

E. 乙型流感病毒

80. 两性霉素B抗菌作用的主要机制为

A. 改变细菌细胞膜的通透性　　B. 抑制核酸的合成

C. 抑制叶酸的合成　　　　　　D. 抑制真菌细胞的蛋白质合成

E. 增加真菌细胞膜的通透性

81. 属于广谱抗病毒药的是

A. 金刚烷胺　　　　　　　　　B. 碘苷

C. 阿昔洛韦　　　　　　　　　D. 利巴韦林

E. 吗啉胍

82. 可局部用于口腔、皮肤、阴道念珠菌病的药物是

A. 多黏菌素　　　　　　　　　B. 制霉菌素

C. 四环素　　　　　　　　　　D. 两性霉素B

E. 克霉唑

83. 主要用于治疗全身性深部真菌感染的药物是

A. 灰黄霉素　　　　　　　　　B. 两性霉素B

C. 制霉菌素   D. 酮康唑

E. 克霉唑

84. 主要用于治疗急性疱疹性角膜炎的药物是

    A. 金刚烷胺   B. 阿昔洛韦

    C. 利巴韦林   D. 碘苷

    E. 吗啉胍

85. 具有抗病毒作用, 又可治疗帕金森病的药物是

    A. 金刚烷胺   B. 阿昔洛韦

    C. 利巴韦林   D. 吗啉胍

    E. 碘苷

A2 型题

86. 患者因患扁桃体炎而采用青霉素治疗。给药后约 1min, 患者面色苍白、烦躁不安、脉搏细弱、血压下降为 75/55mmHg, 并伴有呼吸困难, 被诊断为过敏性休克, 应首选的药物治疗是

    A. 肾上腺素   B. 麻黄碱

    C. 阿托品   D. 间羟胺

    E. 去甲肾上腺素

87. 患者突发寒战、咳嗽及血痰, 被诊断为大叶性肺炎, 应首选治疗的抗菌药物是

    A. 链霉素   B. 红霉素

    C. 四环素   D. 氯霉素

    E. 青霉素 G

88. 患者近期出现发热、肝脾大、瘀点等症状, 心脏听诊可闻及杂音, 并伴有乏力、食欲减退、苍白等症状, 血培养为甲型溶血性链球菌, 被诊断为 "细菌性心内膜炎", 常首选的治疗方案是

    A. 庆大霉素 + 红霉素   B. 青霉素 G+TMP

    C. 多西环素   D. 青霉素 G+ 链霉素

    E. 青霉素 G+ 红霉素

89. 患者, 女。因肾病综合征伴肾功能不全入院, 近几日出现尿急、尿痛、尿频症状, 被诊断为铜绿假单胞菌致尿路感染, 应选用来控制尿路感染的药物是

    A. 庆大霉素   B. SMZ+TMP

    C. 多黏菌素 E   D. 羧苄西林

    E. 头孢氨苄

90. 患者突发咽痛、畏寒、高热,检查可见咽部明显充血,扁桃体肿大、充血、表面有黄色渗出物,血培养为金黄色葡萄球菌感染,被诊断为急性细菌性扁桃体炎,药敏试验显示对青霉素耐药。最好选用的控制感染的抗菌药是

    A. 青霉素   B. 苯唑西林

    C. 氨苄西林   D. 羧苄西林

    E. 四环素

91. 患者近几日出现咽痛伴中等程度发热、食欲减退、乏力、全身不适等症状,咽部充血,扁桃体肿大,上有假膜,细菌学检查发现白喉杆菌,被诊断为普通型咽白喉,最好选用的治疗方案是

    A. 红霉素 + 白喉抗毒素   B. 庆大霉素 + 白喉抗毒素

    C. 土霉素 + 白喉抗毒素   D. SMZ+TMP

    E. 青霉素 + 白喉抗毒素

92. 患者半个月前曾患急性扁桃体炎,现突发发热、伴多汗、疲乏、厌食及心前区不适等症状,被诊断为风湿性心脏病,常选用控制链球菌感染的抗生素是

    A. 青霉素   B. 庆大霉素

    C. 万古霉素   D. 抗毒素

    E. 四环素

93. 患者 5d 前出现尿急、尿痛及尿频症状,尿中查到白细胞和尿蛋白,现突发高热、伴心率加快、血压下降、呼吸加快、出冷汗及尿量明显减少等症状,血中检查到变形杆菌,被诊断为败血症,常首选进行抗感染治疗的药物是

    A. 庆大霉素   B. 万古霉素

    C. 氨苄西林   D. 羧苄西林

    E. 链霉素

94. 患者,女,26 岁。因咳嗽、发热入院,医生诊断为支原体肺炎,医嘱为红霉素静脉滴注,应选用的溶媒宜为

    A. 0.9% 氯化钠注射液   B. 灭菌注射用水

    C. 5% 葡萄糖注射液   D. 等渗葡萄糖氯化钠注射液

    E. 25% 葡萄糖氯化钠注射液

95. 患者,男,46 岁。咳嗽、发热、气促入院,医生诊断为大叶性肺炎。应选用的治疗方案是

    A. 大剂量氢化可的松 + 青霉素突击疗法

    B. 小剂量氢化可的松 + 青霉素长程疗法

C. 单用大剂量氢化可的松突击疗法

D. 小剂量氢化可的松长程疗法 + 青霉素

E. 小剂量泼尼松隔日一次服 + 青霉素

96. 患者,女,56 岁。患上呼吸道感染,扁桃体肿大,发热,体温 38.5℃,医生应给予的治疗方案为

A. 青霉素 + 对乙酰氨基酚　　　　B. 青霉素 + 吲哚美辛

C. 氯芬那酸 + 环丙沙星　　　　　D. 氨苄西林 + 萘普生

E. 复方甲硝唑 + 吡罗昔康

97. 患者,男,34 岁。因患支气管炎,医生给予青霉素 G 1 200 万 U 溶于 0.9% 250ml 生理盐水中快速静脉滴注。在即将滴完时,患者出现头痛、呕吐、肌肉震颤,继而出现惊厥等症状,是因为

A. 药物引起的过敏反应

B. 剂量过大,滴速过快引起的青霉素脑病

C. 制剂不纯,刺激中枢神经所致

D. 个体差异的原因

E. 该患者不适合用青霉素

98. 患者近来左臂长一个疖,穿刺检查为金黄色葡萄球菌感染,青霉素皮试阳性,常选用治疗的药物是

A. 红霉素　　　　　　　　　　　B. 苯唑西林

C. 头孢唑林　　　　　　　　　　D. 氨苄西林

E. 羧苄西林

99. 患者近几日出现周身不适、食欲减退、烦躁不安及高热等症状,检查发现左下肢胫骨下段有红、肿、热、压痛和波动感,穿刺检查为金黄色葡萄球菌感染,被诊断为急性骨髓炎。为控制感染,常选用的药物治疗是

A. 林可霉素　　　　　　　　　　B. 克林霉素

C. 青霉素　　　　　　　　　　　D. 红霉素

E. 链霉素

100. 患者突发高热、皮疹、结膜充血并有焦痂,查体发现焦痂附近的淋巴结肿大、肝脾大,被诊断为恙虫病,应首选治疗的抗菌药是

A. 西索米星　　　　　　　　　　B. 螺旋霉素

C. 四环素　　　　　　　　　　　D. 红霉素

E. 妥布霉素

101. 患者近一段时间咳嗽，初为干咳，以后有少量黏液脓性痰，有时痰中带血，并伴有乏力、头痛、咽痛等症状，经查体和辅助检查，被诊断为支原体肺炎，应选用控制感染的药物为

  A. 青霉素   B. 四环素

  C. 氯霉素   D. 庆大霉素

  E. 螺旋霉素

102. 患者近几日出现发热，呈稽留热，并伴有全身不适、乏力、食欲减退和咳嗽等症状，细菌学检查后被诊断为伤寒，应首选治疗的抗菌药是

  A. 四环素   B. SMZ

  C. 氯霉素   D. 红霉素

  E. 庆大霉素

103. 患者近几日眼内有异物感、黏液分泌物增多，并伴有畏光、流泪，被诊断为沙眼，应选用下列治疗的磺胺类药物是

  A. 磺胺嘧啶银   B. SMZ

  C. 磺胺嘧啶钠   D. 柳氮磺吡啶

  E. 磺胺米隆

104. 患者，近1年来间歇出现腹泻、黏液脓血便、腹痛和里急后重等症状，经结肠镜检查为溃疡性结肠炎，应首选治疗的抗菌药是

  A. SMZ   B. 磺胺米隆

  C. 红霉素   D. 柳氮磺吡啶

  E. 呋喃唑酮

105. 患儿，女，3岁。因不慎将暖水瓶踢倒，被开水烫伤，因入院延迟，创面已经感染，医生应选用的外用抗感染药物是

  A. 磺胺嘧啶   B. 磺胺嘧啶锌

  C. 青霉素G   D. 诺氟沙星

  E. 磺胺甲噁唑

106. 患者，27岁。因体表面积50%烧伤入院。护士向患者解释创面局部涂抹磺胺嘧啶银的目的，**错误**的是

  A. 促进创面干燥   B. 促进创面结痂

  C. 促进创面愈合   D. 控制感染

  E. 防止出血

107. 患者突发高热、寒战，继之出现腹痛、腹泻和里急后重，大便开始为稀便，

迅速可转变为黏液脓血便,有左下压痛及肠鸣音亢进,被诊断为急性细菌性痢疾,最好选用的控制感染的抗菌药是

  A. 利福平   B. 诺氟沙星

  C. 红霉素   D. 氨苄西林

  E. 呋喃妥因

108. 患者,女,35 岁。近一段时间时感阴道瘙痒、分泌物增多,医生诊断为阴道毛滴虫病,首选治疗效果最佳的药物是

  A. 甲硝唑   B. 氯霉素

  C. 乙胺嘧啶   D. 呋喃丙胺

  E. 乙胺嗪

109. 患者,女,26 岁。低热、盗汗、咳嗽月余,医生诊断为急性粟粒型肺结核,试问下列最佳的治疗方案是

  A. 异烟肼   B. 异烟肼 + 利福平

  C. 利福平 + 乙胺丁醇   D. 异烟肼 + 利福平 + 维生素 B_6

  E. 异烟肼 + 利福平 + 维生素 B_6 + 葡醛内酯片

A3 型题

110~111 题共用题干

患者,男,32 岁。因咳嗽、发热入院,医生诊断为支原体肺炎,医嘱为红霉素静脉滴注。

110. 应选用的溶媒宜为

  A. 0.9% 氯化钠注射液   B. 5% 葡萄糖注射液

  C. 灭菌注射用水   D. 5% 葡萄糖氯化钠注射液

  E. 25% 葡萄糖氯化钠注射液

111. 使用红霉素时,**不正确**的用药护理有

  A. 服药期间可多饮用酸性饮料   B. 不宜与其他药物混合滴注

  C. 不宜用生理盐水稀释   D. 滴速不宜过快

  E. 应定期检查肝功能

112~113 题共用题干

患者,男,46 岁。近期低热、咳嗽且多为干咳伴胸痛,通过 X 线检查及痰检被诊断为肺结核。医生嘱其异烟肼与利福平合用。

112. 二者合用易造成

  A. 胃肠道反应加剧   B. 肝毒性增强

C. 中枢损害增强

D. 过敏反应

E. 血液系统损害

113. 如果患者同时患有视神经炎，**不宜**使用的药物有

A. 链霉素

B. 乙胺丁醇

C. 异烟肼

D. 吡嗪酰胺

E. 利福平

A4 型题

114~115 题共用题干

患者，女，36 岁。因尿频、尿急、尿痛、发热前来就诊，用青霉素 G 治疗 3d，疗效不好。

114. 可改用的抗菌药是

A. 林可霉素

B. 红霉素

C. 万古霉素

D. 磺胺醋酰

E. 氧氟沙星

115. 改用药之前**不需要**考虑的因素有

A. 过敏史

B. 哺乳期

C. 溃疡病史

D. 成瘾性

E. 精神病史

116~117 题共用题干

患者，女，33 岁。干咳、乏力、低热、夜间盗汗、体重减轻 2 个月余。胸部 X 线检查：右上肺阴影，疑似肺结核收住入院。

116. 为明确诊断应进行的检查是

A. 结核菌素试验

B. 痰结核分枝杆菌检查

C. 呼吸功能检查

D. 腹部 B 超

E. 纤维支气管镜检查

117. 经检查确诊为肺结核，拟行异烟肼 + 利福平 + 吡嗪酰胺化疗。药物利福平的主要不良反应是

A. 周围神经炎

B. 听力障碍

C. 球后视神经炎

D. 胃肠道反应

E. 肝损害

（二）判断题

1. 青霉素的钠盐或钾盐水溶液极不稳定，故应现用现配制。（　　　）

2. 对一般感染青霉素的患者肌内注射 2 次 /d,因为青霉素的血浆半衰期约 12h。(   )

3. 对青霉素耐药的细菌可用氨苄西林或羧苄西林治疗。(   )

4. 头孢菌素类较青霉素类抗菌谱广,除对球菌、革兰氏阳性杆菌等有较强作用外,对部分革兰氏阴性杆菌也有效。(   )

5. 红霉素的抗菌谱与青霉素相似且不易发生过敏反应,故红霉素可作为革兰氏阳性菌的首选药。(   )

6. 对青霉素过敏或耐药的革兰氏阳性球菌感染的患者可选用红霉素。(   )

7. 新霉素的抗菌谱与庆大霉素相似,故临床上也常用于耐药金黄色葡萄球菌及铜绿假单胞菌的感染。(   )

8. 青霉素为强效杀菌剂,故对繁殖期的细菌和静止期的细菌都有杀灭作用。(   )

9. 金黄色葡萄球菌可产生 β– 内酰胺酶,破坏青霉素的 β– 内酰胺环,使其抗菌作用消失。(   )

10. 庆大霉素治疗尿路感染时,与碳酸氢钠溶液合用可使抗菌作用增强。(   )

11. 硫酸亚铁与四环素同服可使二者的作用减弱。(   )

12. 氯霉素为广谱抗生素,临床常用于各种细菌的感染。(   )

13. 克林霉素特别适用于耐药金黄色葡萄球菌引起的软组织和骨髓感染。(   )

14. 只有新生儿特别是早产儿使用氯霉素才能引起灰婴综合征。(   )

15. 磺胺类药物可引起药物热、皮疹等过敏反应,严重者可致剥脱性皮炎。(   )

16. 新生儿特别是早产儿不宜使用磺胺类药物的原因是易致新生儿黄疸或致死性核黄疸。(   )

17. 凡使用磺胺类药物均须同服碳酸氢钠溶液,以防止发生肾损害。(   )

18. 甲硝唑抑制乙醇代谢,故用药期间应禁止饮酒和禁止饮含乙醇的饮料。(   )

19. 氟喹诺酮类药物不易产生耐药性,但与其他药物之间有明显交叉耐药性。(   )

20. 氟喹诺酮类药物的抗菌机制是抑制敏感菌的 DNA 回旋酶,阻止 DNA 的复制,导致细菌死亡。(   )

21. 抗酸药和H₂受体拮抗剂影响诺氟沙星的吸收，故禁止合用。（　　　）

22. 异烟肼为各型结核病的首选药。（　　　）

23. 为延缓异烟肼、利福平耐药性的形成，常合用吡嗪酰胺。（　　　）

（三）填空题

1. β-内酰胺类抗生素主要包括_____类和_____类。其共同的机制是_____。

2. 写出下列病症的首选药：流行性脑脊髓膜炎—_____，扁桃体炎—_____，立克次体病—_____，军团菌病—_____，螺旋体感染—_____。

3. 写出下列药物的最主要的不良反应：青霉素 G—_____，红霉素—_____，氯霉素—_____，四环素—_____，克林霉素—_____。

4. 四环素易影响_____发育和_____生长，故_____、_____及 8 岁以下儿童禁用。

5. 长期使用四环素等广谱类抗生素可导致_____，引起伪膜性肠炎，严重者可致死。

6. 氟喹诺酮类药物的主要不良反应有_____、_____、_____和_____。

7. 在硝基呋喃类中，仅供作表面消毒剂的是_____，用于肠道感染是_____，用于尿路感染的是_____。

8. 服用甲硝唑应禁止_____，因能抑制_____代谢，导致_____中毒，发生双硫仑样反应。

9. 氟喹诺酮类药物可影响软骨发育、导致肌腱炎等，故_____、_____禁用。

10. 世界上第一个用于艾滋病感染治疗的药物是_____。

（四）名词解释

1. 交叉耐药性

2. 抗微生物药

3. 抗生素

4. 抗菌谱

5. 抗菌活性

6. 化疗指数

7. 抑菌药

8. 杀菌药

9. 耐药性

10. 赫氏反应

11. 二重感染

12. 灰婴综合征

（五）简答题

1. 简述青霉素 G 的抗菌谱及抗菌机制。

2. 试述青霉素最常见的不良反应及防治。

3. 试述头孢菌素类抗生素的不良反应及注意事项。

4. 试述 β- 内酰胺酶抑制剂与 β- 内酰胺类抗生素组成复方制剂的优点。

5. 简述红霉素的配制方法及主要不良反应。

6. 试述氨基糖苷类抗生素的不良反应及注意事项。

7. 为何早产儿、新生儿不宜用氯霉素？

8. 试述氟喹诺酮类药物的抗菌机制及不良反应。

9. 简述磺胺类药物的主要不良反应和防治措施。

10. 试述 SMZ 与 TMP 联合应用的药理依据。有何意义？

11. 简述甲硝唑的作用与用途。

12. 试述抗结核病药的用药原则。

13. 试述不同浓度的乙醇在作用、用途上的区别。

14. 试述抗菌药联合应用基本原则。

参考答案

（一）选择题

1. C	2. D	3. C	4. A	5. E	6. C	7. E	8. A	9. D
10. B	11. C	12. E	13. A	14. D	15. E	16. D	17. B	18. C
19. D	20. A	21. A	22. D	23. C	24. B	25. E	26. D	27. B
28. B	29. B	30. C	31. B	32. B	33. C	34. A	35. B	36. D
37. C	38. D	39. C	40. A	41. D	42. A	43. C	44. B	45. C
46. D	47. A	48. D	49. B	50. C	51. A	52. D	53. D	54. C
55. D	56. B	57. A	58. A	59. B	60. B	61. B	62. D	63. B
64. D	65. A	66. E	67. D	68. C	69. C	70. A	71. B	72. B
73. D	74. A	75. E	76. E	77. B	78. C	79. D	80. E	81. D
82. B	83. B	84. D	85. A	86. A	87. E	88. D	89. D	90. B

91. E　92. A　93. A　94. B　95. A　96. A　97. B　98. A　99. B

100. C　101. B　102. C　103. C　104. D　105. B　106. E　107. B　108. A

109. E　110. C　111. A　112. B　113. B　114. E　115. D　116. B　117. E

（二）判断题

1. √　2. ×　3. ×　4. √　5. ×　6. √　7. ×　8. ×　9. √

10. √　11. √　12. ×　13. √　14. ×　15. √　16. √　17. ×　18. √

19. ×　20. √　21. √　22. √　23. √

（三）填空题

1. 青霉素　头孢菌素　破坏细菌细胞壁的合成

2. 青霉素　青霉素　四环素　红霉素　青霉素

3. 过敏反应　胃肠反应　骨髓抑制　肝损害　伪膜性肠炎

4. 骨骼　牙齿　孕妇　哺乳期的妇女

5. 二重感染

6. 消化道反应　中枢神经系统反应　过敏反应　骨关节损害

7. 呋喃西林　呋喃唑酮　呋喃妥因

8. 饮酒　乙醇　乙醛

9. 儿童　孕妇

10. 齐多夫定

（四）名词解释

1. 当病原体对某种化学治疗药物产生耐药性后，对其他同类或不同类化学治疗药物出现同样耐药时，称为交叉耐药性。

2. 略。

3. 略。

4. 略。

5. 略。

6. 略。

7. 仅能抑制细菌生长繁殖而无杀灭作用的药物。

8. 不仅能抑制病原微生物生长繁殖，而且具有杀灭作用的药物称为杀菌药。

9. 略。

10. 当应用青霉素治疗梅毒、钩端螺旋体病和炭疽病时，患者可有症状加剧的现象，表现为全身不适、寒战发热、咽痛、肌痛、心跳加快等，并可危及生命。

11. 长期使用广谱抗生素，敏感菌的生长受抑制，不敏感菌趁机大量增殖，引发新的感染。

12. 新生儿、早产儿由于肝、肾发育不完善,大剂量使用氯霉素可致中毒,表现为进行性血压下降、皮肤苍白、发绀、呼吸困难等。

(五)简答题

1.(1)青霉素 G 抗菌谱:青霉素 G 为窄谱抗生素,对其敏感的病原菌主要有:①革兰氏阳性球菌;②革兰氏阴性球菌;③革兰氏阳性杆菌;④螺旋体;⑤放线菌。对革兰氏阴性杆菌作用弱,对人体细胞无损伤作用。

(2)抗菌机制:通过抑制细菌细胞壁肽聚糖的合成,造成细胞壁破损而死亡,属于繁殖期杀菌剂。

2. 略。

3. ①过敏反应;②肾损害;③胃肠反应;④二重感染;⑤双硫仑样反应。

4. β- 内酰胺酶抑制剂包括克拉维酸、舒巴坦、他唑巴坦等,自身没有或有很弱的抗菌活性,但与 β- 内酰胺类抗生素合用则可发挥抑制酶活性增效的作用。

5.(1)红霉素的配制方法:乳糖酸红霉素不可直接用 0.9% 氯化钠注射液溶解,否则可发生凝固。应用注射用水配制成 5% 的溶液,再用 5% 葡萄糖溶液稀释后滴注。

(2)主要不良反应为胃肠反应及肝损害。

6. ①耳毒性;②肾毒性;③过敏反应;④阻断神经肌肉接头。

7. 新生儿特别是早产儿使用氯霉素可致灰婴综合征,表现为进行性血压下降、皮肤苍白、发绀、呼吸困难,最终引起呼吸、循环衰竭。

8.(1)本类药抗菌机制:抑制敏感菌的 DNA 回旋酶,阻止 DNA 的复制,导致细菌死亡。

(2)不良反应:①消化道反应;②中枢神经系统反应;③骨、关节病变;④过敏反应。

9. ①肾损害;②过敏反应;③抑制造血功能;④中枢反应;⑤其他:可引起恶心、呕吐等消化系统反应。新生儿可引起核黄疸。

10. SMZ 与 TMP 联合应用的药理依据:① SMZ 与 TMP 半衰期相近为 10 ~ 12h;②双重阻断(SMZ 抑制二氢叶酸合成酶、TMP 抑制二氢叶酸还原酶)。合用后的结果:扩大抗菌谱、增强抗菌作用、延缓耐药性产生。广泛用于肠炎、支气管炎、中耳炎及泌尿道等感染。

11. ①抗厌氧菌;②抗阿米巴原虫;③抗滴虫;④抗贾第鞭毛虫。

12. ①早期用药;②联合用药;③长期规律用药;④全程督导治疗。

13. 75%乙醇杀菌力最强,主要用于皮肤、体温计及器械消毒;20%～30%乙醇稀释液用于皮肤涂擦,使高热患者体温降低;50%乙醇用于防止压疮;无水乙醇注于神经干,可缓解三叉神经痛、坐骨神经痛。

14. 根据细菌学诊断合理选药、严格控制预防用药。根据患者的生理、病理情况合理用药,尽量避免局部应用抗菌药,应选用适宜的给药方法和疗程。

（刘　倩）

项目十二 │ 抗寄生虫药、抗恶性肿瘤药与用药护理

（一）抗寄生虫药

知识点	学习提示
氯喹的作用	1. 抗疟作用　能杀灭红细胞内期各种疟原虫。起效快、疗效高、作用持久，为控制疟疾临床症状的首选药 2. 抗肠外阿米巴病作用　氯喹对阿米巴滋养体有强大杀灭作用，在肝内浓度高，是治疗肠外阿米巴病的常用药 3. 抗免疫作用　大剂量氯喹能抑制免疫反应，对类风湿性关节炎、系统性红斑狼疮等疾病有一定疗效
青蒿素的作用	对红细胞内期疟原虫有杀灭作用，对红细胞外期疟原虫无效。其优点为高效、速效、低毒且易通过血脑屏障。青蒿素主要用于治疗间日疟和恶性疟，特别是抢救脑型疟，对耐氯喹的疟原虫感染仍有效
伯氨喹的作用	伯氨喹是目前用于控制复发、根治良性疟和控制疟疾传播的首选药，对继发性红外期疟原虫和各种疟原虫的配子体均有较强的杀灭作用
乙胺嘧啶的作用	对疟原虫的原发性红外期子孢子有抑制作用，可阻止其向红内期发展，因此是目前用于病因性预防的首选药，在疟疾流行区可用于群众性预防
甲硝唑的作用	对肠内、肠外阿米巴滋养体均有强大杀灭作用，是治疗肠内、肠外阿米巴病的首选药
吡喹酮的作用	为广谱抗吸虫和绦虫药物，是治疗血吸虫病的首选药，具有高效、低毒、疗程短、口服有效等优点
乙胺嗪的作用	乙胺嗪仅用于丝虫病的治疗。其疗效高、毒性低，是治疗丝虫病的首选药

（二）抗恶性肿瘤药常见不良反应

知识点	学习提示
骨髓抑制	为抗恶性肿瘤药最严重的不良反应，其中白细胞及血小板的改变对药物过量的反应最为迅速。故用药期间应定期查血常规，并注意预防感染和出血
消化道反应	表现为食欲减退、厌食、恶心、顽固性呕吐、腹痛、腹泻等，严重者可致肠黏膜坏死、出血甚至穿孔。用药过程中要注意观察呕吐物的性质以及大便情况。反应严重者可使用镇吐剂
肝损害	表现为肝大、黄疸、肝区疼痛，严重者可致肝硬化、凝血机制障碍等。故用药前和用药过程中，要注意检查肝功能
肾损害	表现为血尿素氮升高、管型尿、蛋白尿、血尿甚至肾功能不全，故化疗期间要嘱患者多饮水，必要时使用利尿剂，定期检查肾功能
口腔黏膜损害	为化疗中最常见的并发症，严重者会导致全身感染。故化疗期间，要保持口腔卫生、用消毒液漱口、口腔疼痛者给予局麻药含漱，必要时可选用碘甘油、溃疡贴膜等
脱发	常在用药后1~2周出现，因用药过程中会影响患者的形象和心理状态，要做好患者的心理护理，告诉患者化疗结束后头发可再生，并注意头部防晒、避免使用刺激性洗发液
免疫功能低下	大剂量应用可抑制机体免疫功能，使机体抵抗力下降，易诱发感染
致突变致癌	多数抗肿瘤药，特别是烷化剂可导致基因突变或诱发新的肿瘤
不育和致畸	多数抗肿瘤药物可损伤生殖细胞和胚胎，以抗代谢药作用最强

（三）常见抗恶性肿瘤药总结

氨甲蝶呤	主要用于治疗儿童急性白血病，也可作为免疫抑制剂用于自身免疫性疾病和器官移植的治疗。其有严重骨髓抑制、胃肠反应、口腔溃疡等不良反应，大量应用可致肝、肾损害。大剂量应用时须配合亚叶酸钙
氟尿嘧啶	英文为5-fluorouracil，缩写为5-FU。对食管癌、胃癌、结肠癌等消化道肿瘤和乳腺癌疗效好。有胃肠道反应、骨髓抑制、脱发等不良反应。长期全身给药可见"手足综合征"
巯嘌呤	主要用于儿童急性淋巴细胞白血病。大剂量可治疗绒毛膜上皮癌和侵蚀性葡萄胎。主要不良反应为骨髓抑制和胃肠道反应
阿糖胞苷	主要用于成人急性粒细胞白血病。主要不良反应为骨髓抑制和胃肠道反应，有肝损害

羟基脲	对慢性粒细胞白血病有显著疗效。主要不良反应为骨髓抑制
环磷酰胺	对恶性淋巴瘤疗效显著，还可作为免疫抑制剂用于自身免疫性疾病和器官移植反应。不良反应除骨髓抑制、脱发等，还可致出血性膀胱炎
顺铂	主要用于生殖和泌尿系统的恶性肿瘤。主要不良反应是胃肠反应。剂量过大可致听力减退、肾毒性
博来霉素	临床主要用于各种鳞状上皮癌的治疗。本药几乎无骨髓抑制，肺毒性是本药最严重的不良反应，可发展至肺纤维化
依托泊苷	用于治疗肺癌和睾丸肿瘤，也可用于恶性淋巴瘤治疗。其能与微管蛋白相结合，抑制微管聚合，从而破坏纺锤体的形成。不良反应有骨髓抑制及消化道反应
多柔比星	对急性白血病、淋巴瘤、乳腺癌及多种实体瘤有效，有免疫抑制作用。心毒性是其特殊的反应
柔红霉素	临床主要用于治疗急性淋巴细胞白血病和急性粒细胞白血病。最严重的不良反应是心毒性
长春碱	主要对恶性淋巴瘤疗效显著。可引起骨髓抑制
长春新碱	主要对急性淋巴细胞白血病疗效好，起效快。骨髓抑制轻，外周神经的损害较重
紫杉醇	主要用于卵巢癌和乳腺癌，疗效优于其他同类别抗肿瘤药。毒性反应主要包括骨髓抑制、周围神经毒性、心毒性及肌肉痛等
左旋门冬酰胺酶	主要用于急性淋巴细胞白血病，单用缓解期短，易产生耐药，多与其他药物合用。偶见过敏性休克，用药前应做皮试
肾上腺皮质激素	对急性淋巴细胞白血病和恶性淋巴瘤有较好的短期疗效。需要注意的是因抑制机体免疫功能而促进肿瘤的扩展
雄激素	临床主要用于晚期乳腺癌。可致女性患者男性化、有肝损害。前列腺癌患者禁用
雌激素	临床主要用于前列腺癌和绝经 5 年以上乳腺癌的治疗。绝经前的乳腺癌患者禁用
他莫昔芬	适用于晚期、复发、不能手术的乳腺癌，特别是绝经期的高龄患者
伊马替尼	适用于慢性粒细胞白血病，也可用于治疗胃肠道间质瘤。轻中度不良反应多见，如消化道症状、液体潴留、肌肉酸痛，较为严重不良反应主要为血液系统毒性和肝损伤

吉非替尼	主要治疗晚期或转移的非小细胞肺癌。主要不良反应为腹泻、恶心、呕吐等消化道症状以及丘疹、瘙痒等皮肤症状
索拉非尼	临床用于治疗肝癌和肾癌。不良反应有疲乏、体重减轻、皮疹、脱发、腹泻、恶心、腹痛等
舒尼替尼	临床用于治疗晚期肾癌、胃肠道间质瘤和晚期胰腺癌。不良反应有疲乏、发热、腹泻、恶心、黏膜炎、高血压、皮疹等
曲妥珠单抗	治疗人表皮生长因子受体 -2 过度表达的转移性乳腺癌，与紫杉醇类药物合用治疗未接受过化疗的转移性乳腺癌。不良反应较多
抗肿瘤药物的应用原则	1. 大剂量间歇疗法 2. 序贯疗法 3. 联合疗法 4. 根据抗癌谱，合理选药

难点解析

　　疟疾是由疟原虫感染所引起的传染病。临床以间歇性寒战、高热，继之大汗后缓解为特点。间日疟、卵形疟常出现复发，恶性疟发作病情凶险。抗疟药是防治疟疾的重要手段。

　　疟原虫的生活史，可分为人体内的发育阶段和按蚊体内的发育阶段。抗疟药可作用于疟原虫生活史不同环节，用以治疗或预防疟疾。

　　1. 人体内的发育　分为红细胞外期和红细胞内期发育两个阶段。

　　(1)红细胞外期：当受感染的雌性按蚊刺吸人血时，子孢子随血流侵入肝细胞发育。此期不发生症状，为疟疾的潜伏期，一般为 10～14d。间日疟原虫和卵形疟原虫有一部分子孢子侵入肝脏后，可进入数月或年余的休眠期称为休眠子，可再被激活，成为疟疾远期复发的根源。

　　(2)红细胞内期：红细胞外期的裂殖子胀破肝细胞释出，进入血流侵入红细胞，经滋养体发育成裂殖体，并破坏红细胞，释放裂殖子，疟色素及其他代谢产物，刺激机体，引起寒战、高热等症状，即疟疾发作。释放出的裂殖子可再侵入其他正常红细胞，如此反复循环，可引起临床症状反复发作。

　　2. 按蚊体内的发育　按蚊在刺吸疟原虫感染者血液时，红细胞内发育的各期疟原虫随血液入蚊胃，仅雌、雄配子体能继续发育，两者结合成合子，进一步发育产生子孢子,移行至唾液腺内,成为感染人的直接传染源。

抗疟药的分类:①主要用于控制症状的药物,代表药为氯喹、奎宁、甲氟喹、青蒿素;②主要用于控制远期复发和传播的药物,代表药为伯氨喹;③主要用于病因预防的药物,代表药为乙胺嘧啶。

3. 抗肿瘤药的药理作用　细胞毒类抗肿瘤药的作用机制。肿瘤细胞群包括增殖细胞群、静止细胞群(G_0期)和无增殖能力细胞群。肿瘤细胞从一次分裂结束到下一次分裂完成的时间称为细胞周期,历经 4 个时相:DNA 合成前期(G_1期)、DNA 合成期(S期)、DNA 合成后期(G_2期)和有丝分裂期(M期)。细胞周期非特异性药物能直接破坏 DNA 结构以及影响其复制或转录功能,如烷化剂、抗肿瘤抗生素及铂类配合物等;细胞周期特异性药物有作用于 S 期的抗代谢药物和作用于 M 期细胞的长春碱类药物。

非细胞毒类抗肿瘤药的作用机制:本类药物不同于传统的细胞毒类抗肿瘤药,主要针对肿瘤分子病理过程的关键基因和调控分子等为靶点。非细胞毒类抗肿瘤药包括:①改变激素平衡失调状态的某些激素或其拮抗药;②以细胞信号转导分子为靶点的蛋白酪氨酸激酶抑制剂、法尼基转移酶抑制剂、促分裂原活化蛋白激酶信号转导通路抑制剂和细胞周期调控剂;③针对某些与增殖相关细胞信号转导受体的单克隆抗体;④破坏或抑制新生血管生成、有效地阻止肿瘤生长和转移的新生血管生成抑制剂;⑤减少癌细胞脱落、黏附和基底膜降解的抗转移药;⑥以端粒酶为靶点的抑制剂;⑦促进恶性肿瘤细胞向成熟分化的分化诱导剂等。

4. 烷化剂　本类药物化学性质活泼。其烷化基团易与细胞中 DNA 或蛋白质的功能基团(氨基、羧基、巯基、羟基、磷酸基等)起烷化作用,形成交叉联结或脱嘌呤作用,使 DNA 链断裂,或在 DNA 复制时出现碱基错配,导致 DNA 结构和功能损害,甚至细胞死亡。属于细胞周期非特异性药物,因其选择性低,毒性较大。临床常用的药物有环磷酰胺、塞替派、白消安、顺铂、卡铂等。

5. 抗肿瘤药物注射部位护理要点　大多化疗药对血管有刺激性,不慎误入血管外可引起无菌性炎症,甚至出现组织坏死。同一处血管反复给药可引起静脉炎,导致血管变硬、血流不畅甚至闭塞。因此,操作时要做到有计划地使用血管,一般不宜采用下肢静脉给药,如有药液外漏,应立即局部注射生理盐水,取解毒剂在漏液周围菱形注射,24h 内局部冷敷以防扩散,24h 后局部热敷增加吸收,也可配合硫酸镁湿敷,外用醋酸可的松软膏以防局部溃烂。疼痛严重者可用利多卡因、普鲁卡因局部封闭。

案例分析一

患者,男,31岁。因反复寒战、高热、大汗,送至医院,被诊断为间日疟发作。

请问:

应该选用何药进行治疗?请说明理由。

解析:

应该选用氯喹和伯氨喹进行联合治疗。氯喹可用于控制症状,伯氨喹可用于防止复发和防止传播。两类药物合用,更符合临床实际。一方面,氯喹可以杀灭红细胞内期裂殖子,可迅速控制患者疟疾症状;另一方面,伯氨喹可以杀灭继发性红细胞外期裂殖子,消灭疟疾复发的根源,从而达到根治疟疾的目的。

案例分析二

患者,男,59岁。肝硬化入院治疗,后检查发现其蛔虫、钩虫混合感染。

请问:

1. 针对其蛔虫、钩虫混合感染,可选用的治疗药物是哪些?

2. 该药物还可用于治疗哪些肠虫的单独感染或混合感染?

解析:

1. 患者可以选用药物甲苯达唑治疗上述肠蠕虫病。

2. 甲苯达唑作为高效、广谱的驱肠蠕虫药,还可以用于对蛲虫、绦虫、鞭虫和粪类圆线虫的单独感染或混合感染的治疗。

案例分析三

患儿,7岁。因发热2d,鼻腔牙龈出血1d入院。查体:体温39.0℃,全身皮肤瘀斑,腋下淋巴结增大,胸骨下压痛,肝脾大。骨髓涂片检查结果:有核细胞增生活跃,正常幼红细胞和巨核细胞减少。

请问:

1. 该患儿最有可能发生的疾病是什么?

2. 临床上一般选用何种药物抢救治疗?

3. 该类药物使用过程中,护士应重点观察的不良反应有哪些?

解析:

1. 结合临床表现与化验结果,该患儿最有可能发生的疾病是急性淋巴细胞白血病。

2. 针对该病,临床上一般选用拓扑异构酶抑制剂多柔比星进行治疗。

3. 针对该药物的不良反应，护士在药物使用过程中应重点关注该药物的心毒性，另外该药也可引起注射部位的血栓性静脉炎，若漏于血管外可致局部组织坏死，须引起注意。

案例分析四

患者，女，49岁。高热 3d 伴咽痛寒战，咳嗽，咳黄痰，体温达到 39℃，入院经查，确诊为急性白血病。结合患者情况，给予环磷酰胺静脉滴注治疗。

请问：

1. 环磷酰胺常见的不良反应有哪些？

2. 为增强环磷酰胺的抗肿瘤作用，减少其带来的副作用，可采用哪些辅助药物对症治疗？

解析：

1. 环磷酰胺常见的不良反应有骨髓抑制、恶心呕吐、脱发等。大剂量的环磷酰胺，可引起出血性膀胱炎。

2. 临床上可使用沙格司亭注射液，刺激骨髓，促进粒细胞、单核细胞成熟，提高机体肿瘤与抗感染的能力；使用昂丹司琼注射液，用于化疗时止吐；使用含巯基的药物美司钠，预防出血性膀胱炎。

综合练习

（一）选择题

A1 型题

1. 能迅速治愈恶性疟，有效控制间日疟症状发作的药物是

    A. 氯喹　　　　　　　　　　　　B. 伯氨喹

    C. 乙胺嘧啶　　　　　　　　　　D. 磺胺多辛

    E. 氨苯砜

2. 控制复发和阻止疟疾传播的药物是

    A. 氯喹　　　　　　　　　　　　B. 伯氨喹

    C. 奎宁　　　　　　　　　　　　D. 本芴醇

    E. 磺胺多辛

3. 作为疟疾病因性预防的常规用药是

    A. 氯喹　　　　　　　　　　　　B. 伯氨喹

    C. 乙胺嘧啶　　　　　　　　　　D. 奎宁

E. 本芴醇

4. 含药血液进入蚊虫体内能阻止孢子增殖,起控制传播作用的药物是
    A. 氯喹   B. 伯氨喹
    C. 甲氟喹   D. 乙胺嘧啶
    E. 青蒿素

5. 既有抗肠外阿米巴病,又有抗免疫作用的药物是
    A. 甲硝唑   B. 土霉素
    C. 氯喹   D. 磺胺嘧啶
    E. 乙胺嘧啶

6. 用药后导致少数特异质患者发生溶血性贫血的药物是
    A. 奎宁   B. 乙胺嘧啶
    C. 氯喹   D. 伯氨喹
    E. 青蒿素

7. 具有高效、低毒、短疗程的治疗血吸虫病药物是
    A. 吡喹酮   B. 氯喹
    C. SMX   D. 乙胺嗪
    E. 甲硝唑

8. 厌氧菌感染宜选用的药物是
    A. 甲硝唑   B. 四环素
    C. 青霉素 G   D. 氯喹
    E. 巴龙霉素

9. 治疗鞭虫感染目前最有效的药物是
    A. 左旋咪唑   B. 甲苯达唑
    C. 阿苯达唑   D. 噻嘧啶
    E. 哌嗪

10. 既有抗疟疾作用,又具有抗免疫作用的药物是
    A. 氯喹   B. 甲硝唑
    C. 青蒿素   D. 甲氟喹
    E. 伯氨喹

11. **不能**与酒精同用的抗阿米巴病药是
    A. 氯喹   B. 卡巴唑
    C. 巴龙霉素   D. 甲硝唑

E. 红霉素

12. 治疗阴道毛滴虫病的首选药物是

    A. 氯喹   B. 土霉素

    C. 甲硝唑   D. 卡巴肿

    E. 磺胺类药物

13. 治疗丝虫病首选

    A. 乙胺嘧啶   B. 吡喹酮

    C. 卡巴肿   D. 乙胺嗪

    E. 左旋咪唑

14. 目前最有效的杀阿米巴包囊的药物是

    A. 吡喹酮   B. 乙胺嘧啶

    C. 卡巴肿   D. 二氯尼特

    E. 巴龙霉素

15. 可驱除蛔虫等肠蠕虫又可调节免疫功能的药物是

    A. 左旋咪唑   B. 甲苯达唑

    C. 阿苯达唑   D. 氯喹

    E. 奎宁

16. 限制抗肿瘤药长期大量应用的主要不良反应是

    A. 胃肠道反应   B. 骨髓抑制

    C. 脱发   D. 周围神经炎

    E. 肾脏毒性

17. 下列属于周期非特异性抗肿瘤药的是

    A. 长春新碱   B. 氨甲蝶呤

    C. 巯嘌呤   D. 多柔比星

    E. 长春碱

18. 下列药物中,属于周期特异性药物的是

    A. 环磷酰胺   B. 氟尿嘧啶

    C. 白消安   D. 博来霉素

    E. 雄激素

19. 主要作用于 S 期,抑制 DNA 合成的药物是

    A. 白消安   B. 环磷酰胺

    C. 顺铂   D. 丝裂霉素

E. 氨甲蝶呤

20. 氨甲蝶呤的最佳适应证是
    A. 慢性白血病   B. 恶性淋巴瘤
    C. 多发性骨髓瘤   D. 儿童急性白血病
    E. 肺癌

21. 为了减轻氨甲蝶呤的毒性反应常合用
    A. 叶酸   B. 亚叶酸钙
    C. 维生素 B_{12} D. 碳酸氢钠溶液
    E. 维生素 C

22. 环磷酰胺用药过程中嘱患者多饮水、使用利尿剂的原因是
    A. 胃肠道反应   B. 骨髓抑制
    C. 口腔溃疡   D. 肝损害
    E. 减轻膀胱毒性

23. 多数抗肿瘤药最严重的毒性反应是
    A. 过敏反应   B. 骨髓抑制
    C. 肝毒性   D. 肾毒性
    E. 胃肠反应

24. 氟尿嘧啶的主要不良反应是
    A. 畸胎、视力减退   B. 骨髓抑制、胃肠反应
    C. 骨髓抑制、畸胎   D. 视力减退、胃肠反应
    E. 畸胎、肺纤维化

25. 巯嘌呤主要用于治疗
    A. 儿童急性淋巴细胞白血病   B. 慢性粒细胞白血病
    C. 慢性淋巴细胞白血病   D. 卵巢癌
    E. 宫颈癌

26. 慢性粒细胞白血病对白消安无效或发生急性变者可选用
    A. 阿糖胞苷   B. 巯嘌呤
    C. 氟尿嘧啶   D. 氨甲蝶呤
    E. 羟基脲

27. 环磷酰胺主要用于治疗
    A. 恶性淋巴瘤   B. 乳腺癌
    C. 消化道癌   D. 鳞状上皮癌

E. 前列腺癌

28. 多柔比星在临床应用时应特别注意的不良反应是

    A. 肝毒性   B. 肾毒性

    C. 胃肠反应   D. 脱发

    E. 心毒性

29. 剂量过大可致听力减退,特别是高频听力丧失的药物是

    A. 雄激素   B. 长春新碱

    C. 阿糖胞苷   D. 顺铂

    E. 可的松

30. 心毒性大,易引起心律失常的药物是

    A. 巯嘌呤   B. 顺铂

    C. 氟尿嘧啶   D. 多柔比星

    E. 肾上腺皮质激素

31. 用药前应做皮试的抗肿瘤药物是

    A. 环磷酰胺   B. 白消安

    C. 顺铂   D. 多柔比星

    E. 左旋门冬酰胺酶

32. 治疗前列腺癌较常选用

    A. 己烯雌酚   B. 喜树碱

    C. 丙酸睾酮   D. 环磷酰胺

    E. 多柔比星

33. 妇女绝经前的乳腺癌**禁用**的药物是

    A. 雄激素   B. 雌激素

    C. 他莫昔芬   D. 氟尿嘧啶

    E. 三尖杉酯碱

34. 对急性淋巴细胞白血病疗效较好,且对骨髓无抑制作用的药物是

    A. 长春新碱   B. 氨甲蝶呤

    C. 肾上腺皮质激素   D. 阿糖胞苷

    E. 环磷酰胺

35. 选择性作用于S期细胞的是

    A. 博来霉素   B. 长春碱

    C. 顺铂   D. 氟尿嘧啶

E. 白消安

36. 重金属化合物，产生烷化作用，破坏DNA结构的药物是
    A. 环磷酰胺　　　　　　　　　B. 长春新碱
    C. 顺铂　　　　　　　　　　　D. 阿糖胞苷
    E. 多柔比星

37. 多柔比星的特点**不包括**
    A. 胃肠反应　　　　　　　　　B. 心毒性
    C. 脱发　　　　　　　　　　　D. 骨髓抑制
    E. 肺毒性

38. **不属于**非细胞毒类抗肿瘤药的是
    A. 单克隆抗体　　　　　　　　B. 蛋白酪氨酸激酶抑制剂
    C. 法尼基转移酶抑制剂　　　　D. 烷化剂
    E. 改变激素平衡失调状态的某些激素或其拮抗药

39. 以下属于细胞毒类抗肿瘤药的是
    A. 利妥昔单抗　　　　　　　　B. 阿替利珠单抗
    C. 伊马替尼　　　　　　　　　D. 氨甲蝶呤
    E. 曲妥珠单抗

40. 氨甲蝶呤最为严重的不良反应是
    A. 口腔炎　　　　　　　　　　B. 胃炎
    C. 腹泻　　　　　　　　　　　D. 骨髓抑制
    E. 便血

41. 下列药物可以预防大剂量使用环磷酰胺引起出血性膀胱炎的是
    A. 氟尿嘧啶　　　　　　　　　B. 巯嘌呤
    C. 美司钠　　　　　　　　　　D. 曲妥珠单抗
    E. 亚叶酸钙

42. 被称为"免疫导向药物"的药物是
    A. 影响氨基酸供应的药物　　　B. 干扰核蛋白体功能的药物
    C. 微管蛋白活性抑制剂　　　　D. 分子靶向治疗药
    E. 破坏DNA的抗生素类

43. **不属于**合理使用抗肿瘤药物原则的是
    A. 联合应用作用于不同生化环节的抗肿瘤药物
    B. 联合用药可以提高疗效并减少骨髓的毒性发生

C. 降低药物的毒性

D. 不考虑药物的抗肿瘤范围

E. 选用合适剂量的抗肿瘤药并采用间歇给药

44. 可影响体内激素水平的抗肿瘤药物是

    A. 长春新碱   B. 白消安

    C. 己烯雌酚   D. 顺铂

    E. 塞替派

45. 长春新碱使肿瘤细胞较多的处于增殖周期的

    A. S 期   B. G_0 期

    C. G_1 期   D. G_2 期

    E. M 期

46. 抑制二氢叶酸还原酶的抗肿瘤药是

    A. 顺铂   B. 多柔比星

    C. 环磷酰胺   D. 5-氟尿嘧啶

    E. 氨甲蝶呤

47. 以下属于 S 期特异性的抗肿瘤药物是

    A. 喜树碱   B. 博来霉素

    C. 氨甲蝶呤   D. 左旋门冬酰胺酶

    E. 鬼臼毒素

48. 以下属于 M 期特异性抗肿瘤药物的是

    A. 长春新碱   B. 环磷酰胺

    C. 鬼臼毒素   D. 左旋门冬酰胺酶

    E. 氨甲蝶呤

49. 博来霉素主要用于治疗

    A. 慢性粒细胞白血病   B. 急性淋巴细胞白血病

    C. 绒毛膜上皮癌   D. 前列腺癌

    E. 鳞状上皮癌

50. 属于细胞周期非特异性药物，主要作用于 S 期和 G_2 期细胞，临床用于治疗肺癌和睾丸肿瘤的药物是

    A. 5-FU   B. 依托泊苷

    C. 紫杉醇   D. 多柔比星

    E. 泼尼松

51. 出血性膀胱炎发生率最高的药物是
    A. 氨甲蝶呤
    B. 环磷酰胺
    C. 喜树碱
    D. 顺铂
    E. 左旋门冬酰胺酶

52. 作用靶点为微管蛋白并抑制解聚的药物是
    A. 长春新碱
    B. 羟基脲
    C. 塞替派
    D. 紫杉醇
    E. 卡莫司汀

53. 氟尿嘧啶对下列肿瘤疗效最好的是
    A. 膀胱癌
    B. 肺癌
    C. 乳腺癌
    D. 恶性淋巴瘤
    E. 急性淋巴细胞白血病

54. 抗恶性肿瘤药物毒性大，为增强抗肿瘤药物作用，减少其毒性反应，常在化疗时合用一些其他药物，临床上常用于化疗时的止吐反应的药物是
    A. 亚叶酸钙
    B. 美司钠
    C. 昂丹司琼
    D. 地菲琳葡萄糖苷
    E. 粒细胞集落刺激因子

55. 以下毒性反应，**不是**抗肿瘤药物所共有的毒性反应的是
    A. 骨髓抑制
    B. 恶心
    C. 脱发
    D. 呕吐
    E. 过敏反应

A2 型题

56. 患者患有间日疟，正在发病，要想根治，应选用的治疗方案是
    A. 氯喹
    B. 伯氨喹
    C. 氯喹 + 乙胺嘧啶
    D. 氯喹 + 伯氨喹
    E. 乙胺嘧啶 + 伯氨喹

57. 陈某因工作需要到某地区出差，而近日该地区正在流行疟疾。陈某应该服用进行预防的药物是
    A. 氯喹
    B. 伯氨喹
    C. 乙胺嘧啶
    D. 哌嗪
    E. 甲硝唑

58. 患者，女，50岁。医院常规体检检查，经检查，确诊为卵巢癌，应首选的治

疗药物是

    A. 环磷酰胺   B. 氨甲蝶呤

    C. 紫杉醇   D. 长春新碱

    E. 多柔比星

59. 患者,60 岁,有接近 40 年的吸烟史。近日因身体不适来院就诊,经查体和辅助检查确诊为非小细胞肺癌,可选用的药物是

    A. 伊马替尼   B. 吉非替尼

    C. 索拉非尼   D. 曲妥珠单抗

    E. 紫杉醇类

A3 型题

60~62 题共用题干

患者,男,25 岁。因寒战、高热、出汗等症状周期性发作就诊,询问病史发现患者出现症状前曾到过有疟疾的发生地出差,血涂片检查疟原虫,被诊断为间日疟。

60. 该患者首选的治疗药物是

    A. 左旋咪唑   B. 青蒿素

    C. 氯喹   D. 乙胺嗪

    E. 吡喹酮

61. 下列**不属于**该药不良反应的是

    A. 胃肠反应   B. 心脏抑制

    C. 肝肾损害   D. 视听障碍

    E. 免疫增强

62. 作为护士,可建议患者在出差去疟疾流行地区前宜选用预防的药物是

    A. 氯喹   B. 青蒿素

    C. 伯氨喹   D. 乙胺嘧啶

    E. 甲硝唑

63~65 题共用题干

患者,男,45 岁。左下腹包块半年。近来低热,肝肋下 1cm,巨脾,血红蛋白 64g/L,白细胞 1.8×10^9/L,可见中、晚幼粒细胞,被诊断为慢性粒细胞白血病。

63. 应首选的治疗药物是

    A. 环磷酰胺   B. 柔红霉素

    C. 白消安   D. 长春新碱

    E. 肾上腺皮质激素

64. 应用此药后最主要的不良反应是
    A. 胃肠道反应　　　　　　　　B. 肝损害
    C. 肾损害　　　　　　　　　　D. 骨髓抑制
    E. 免疫抑制

65. 护士在护理此患者的过程中,应着重注意
    A. 预防感染　　　　　　　　　B. 缓解疼痛
    C. 消除患者的忧虑　　　　　　D. 鼓励患者摄入高蛋白饮食
    E. 寻找病情缓解的体征

A4 型题

66～68题共用题干

患儿,女,7岁。阵发性剑突下钻顶样痛半日,伴有恶心、呕吐等症状,既往有过类似症状,入院检查,被诊断为胆道蛔虫病。

66. 该病采用非手术治疗可选用的药物是
    A. 氯喹　　　　　　　　　　　B. 青蒿素
    C. 左旋咪唑　　　　　　　　　D. 乙胺嗪
    E. 吡喹酮

67. 该药最佳的服药时间为
    A. 清晨空腹或晚上临睡前　　　B. 进餐时
    C. 餐前半小时　　　　　　　　D. 餐后半小时
    E. 腹痛时

68. 为控制该病引发的感染,可选用的药物是
    A. 氯霉素　　　　　　　　　　B. 青霉素 G
    C. 红霉素　　　　　　　　　　D. 阿奇霉素
    E. 甲硝唑

69～71题共用题干

患者,男,56岁。自诉身上摸到一个小疙瘩,不痛也不痒,经医院检查发现,患者淋巴结肿大,经过穿刺检查确诊为恶性淋巴瘤。医生为其制订了联合治疗方案。

69. 下列常被选为联合治疗方案中的药物是
    A. 羟基脲　　　　　　　　　　B. 环磷酰胺
    C. 顺铂　　　　　　　　　　　D. 依托泊苷
    E. 紫杉醇

70. 大剂量使用环磷酰胺可引起的最严重的不良反应是

    A. 肺毒性 　　　　　　　　　　　B. 胃肠道反应

    C. 出血性膀胱 　　　　　　　　　D. 肝损害

    E. 心毒性

71. 作为医护人员，在使用环磷酰胺前，可同时给予患者对症治疗的药物是

    A. 美司钠 　　　　　　　　　　　B. 干扰素

    C. 曲妥珠单抗 　　　　　　　　　D. 昂丹司琼

    E. 亚叶酸钙

（二）判断题

1. 青蒿素可用于耐氯喹的疟原虫感染和抢救脑型疟。（　　　）

2. 甲苯达唑有明显的致畸作用，禁用于孕妇、2 岁以下儿童。（　　　）

3. 吡喹酮有广谱抗吸虫作用。（　　　）

4. 氯喹较大剂量时可引起金鸡纳反应，主要表现为恶心、头痛、耳鸣及视物不清。（　　　）

5. 对增殖周期中各期肿瘤细胞均有杀灭作用的药物属于细胞周期特异性药物。（　　　）

6. 博来霉素对鳞状上皮癌疗效较佳，但可致严重的骨髓抑制。（　　　）

7. 他莫昔芬为抗雌激素类药，可治疗晚期乳腺癌。（　　　）

8. 合理的化疗方案，虽能提高疗效、减少不良反应，但不能延缓耐药性的产生。（　　　）

9. 粒细胞集落刺激因子作为化疗辅助用药，可用于化疗时白细胞减少。（　　　）

（三）填空题

1. 主要用于控制疟疾症状的抗疟药有_____、_____、_____；用于病因性预防的抗疟药是_____；用于控制复发和传播的抗疟药是_____。

2. 兼有抗疟和抗免疫作用的药物是_____。

3. 治疗血吸虫病疗效高、疗程短、毒性低的药物是_____。

4. 长期服用乙胺嘧啶可阻碍人体叶酸代谢，引起巨幼细胞贫血，可用_____治疗。

5. 甲硝唑对肠内、肠外阿米巴滋养体均有强大杀灭作用，是治疗_____的首选药。

6. 抗肿瘤药物治疗恶性肿瘤能否发挥疗效，受_____、_____及_____三个方面的影响，这三个方面彼此间互相作用，又相互制约。

7. 以下抗肿瘤药特有的毒性反应：多柔比星是_____，环磷酰胺是_____，博来霉素是_____，长春新碱是_____。

8. 抗肿瘤药物的毒性反应分为近期毒性和远期毒性。共有的毒性反应分为_____、_____、_____；远期毒性反应分为_____、_____、_____。

（四）名词解释

1. 抗寄生虫病药物

2. 抗疟药

3. 烷化剂

4. 细胞毒类抗肿瘤药

（五）简答题

1. 简述甲硝唑的作用和用途。

2. 简述青蒿素的作用和用途。

3. 胃癌是全世界范围内发病率最高的癌症之一，护士在未来的工作中会经常接诊胃癌患者，护士应该如何正确引导患者？

4. 如何做好化疗患者的口腔护理？

参考答案

（一）选择题

1. A	2. B	3. C	4. D	5. C	6. D	7. A	8. A	9. B
10. A	11. D	12. C	13. D	14. D	15. A	16. B	17. D	18. B
19. E	20. D	21. B	22. E	23. B	24. B	25. A	26. E	27. A
28. E	29. D	30. D	31. E	32. A	33. B	34. C	35. D	36. C
37. E	38. D	39. D	40. D	41. C	42. D	43. D	44. C	45. E
46. E	47. C	48. A	49. E	50. B	51. B	52. D	53. C	54. C
55. E	56. D	57. C	58. C	59. B	60. C	61. E	62. D	63. C
64. D	65. A	66. C	67. A	68. E	69. B	70. C	71. A	

（二）判断题

1. √ 2. √ 3. √ 4. × 5. × 6. × 7. √ 8. × 9. √

（三）填空题

1. 氯喹 奎宁 青蒿素 乙胺嘧啶 伯氨喹

2. 氯喹

3. 吡喹酮

4. 亚叶酸

5. 肠内 / 肠外阿米巴病

6. 肿瘤　宿主　药物

7. 心毒性　化学性膀胱炎　肺纤维化　外周神经损害

8. 骨髓抑制　消化道反应　脱发　第二原发恶性肿瘤　不育和致畸

（四）名词解释

1. 可杀灭、驱除或预防寄生在人体或其他牲畜体内的寄生虫的药物，主要包括抗疟药，抗肠蠕虫药，部分抗阿米巴病、抗滴虫病和抗血吸虫病药。

2. 略。

3. 略。

4. 即传统化疗药物，主要通过影响肿瘤细胞的核酸和蛋白质结构与功能，直接抑制肿瘤细胞增殖和 / 或诱导肿瘤细胞凋亡，如抗代谢药或抗微管蛋白药等。

（五）简答题

1. ①抗阿米巴原虫：是治疗急、慢性阿米巴痢疾、阿米巴肝脓肿的首选药；②抗阴道滴虫：为首选药；③抗贾第鞭毛虫：为治疗贾第鞭毛虫感染最有效的药物；④抗厌氧菌。

2. 略。

3. 护士在未来的工作中会经常接诊胃癌患者，一方面要加强患者的教育，让其纠正平时不良的饮食习惯和生活习惯，避免长期酗酒和吸烟等。另一方面，护士要具备足够的职业精神，不能有厌恶的情绪，为患者创造相对愉悦的环境，协助患者积极配合治疗，以体现护士优良的职业精神和人文素养。

4. 抗肿瘤药可致口腔黏膜损害引起充血、水肿、炎症、糜烂、坏死，是化疗中最常见的并发症，严重的会导致全身感染，可影响患者的心理状态和进食。因此化疗期间，要保持口腔清洁，给予无刺激性软食，采用消毒液漱口。因口腔疼痛而进食困难者，给予局麻药含漱、喷雾、外敷，止痛后再进食；也可选用碘甘油、溃疡贴膜等药物，促进溃疡愈合。

（李　超）

项目十三 | 麻醉药与用药护理

知识要点

知识点	学习提示
麻醉药	能使整个机体或机体局部暂时、可逆性失去知觉及痛觉的药物,包括全身麻醉药和局部麻醉药
全身麻醉药	能够对中枢神经系统功能产生可逆性抑制作用,导致患者暂时性感觉(尤其是痛觉)、意识和反射消失,骨骼肌松弛,以便接受外科手术的药物;主要包括吸入麻醉药和静脉麻醉药
局部麻醉药	应用于局部神经末梢或神经干周围,能可逆性阻断神经冲动的产生和传导,在意识清醒状态下,使局部感觉特别是痛觉暂时消失的药物
常用的局部麻醉方法	表面麻醉、浸润麻醉、传导麻醉、脊椎麻醉及硬膜外麻醉

难点解析

本项目难点常用局麻药的用途及不良反应,用表格归纳总结如下:

药物	用途	麻醉方式	不良反应和注意事项
普鲁卡因	局麻作用、局部封闭	不用于表面麻醉	过敏反应、毒性反应
利多卡因	局麻作用、抗心律失常	一般不用于脊椎麻醉	惊厥、心搏骤停
丁卡因	局麻作用	不作浸润麻醉	毒性反应

巩固提高

案例分析

患者,男,28岁。6h前无明显诱因突感上腹部持续性疼痛,无发热,并伴恶心、呕吐、腹泻症状,上述症状进行性加重,腹痛部位逐渐转至右下腹部,入院治疗。医生检查右下腹固定点压痛,反跳痛,血常规显示:白细胞计数 11.8×10^9/L,中性粒细胞79%,初步诊断为"急性阑尾炎",拟实行手术治疗。

请问:

1. 该患者手术时适宜采用的麻醉方法是什么? 用的药物是什么?

2. 护士应如何进行用药护理指导?

解析:

1. 任务中的患者为急性阑尾炎需手术,选择局部麻醉的方式。药物选择普鲁卡因。起效较快,维持时间适中,可以选择浸润麻醉、蛛网膜下隙麻醉、硬膜外麻醉。

2. 使用时应注意,药物易发生过敏反应,应事先询问患者的过敏史,用前要做皮试,并备好肾上腺素解救药,用药中把握剂量,当用量过大或误入血管时,会产生中枢神经系统毒性,应做好相应抢救措施。药物一般与肾上腺素合用,以收缩血管,减少普鲁卡因的吸收,延长麻醉时间,减少毒性反应。

综合练习

(一)选择题

A1 型题

1. 普鲁卡因产生局麻作用的机制是

  A. 阻断 K^+ 内流   B. 阻断 Na^+ 内流

  C. 阻断 Na^+ 外流   D. 阻止 Cl^- 内流

  E. 阻断 Ca^{2+} 内流

2. 为预防脊椎麻醉出现的血压下降,麻醉前可给予

  A. 异丙肾上腺素   B. 去甲肾上腺素

  C. 多巴胺   D. 肾上腺素

  E. 麻黄碱

3. 下列药物中,属于局麻药并有抗心律失常作用的是

  A. 普鲁卡因   B. 利多卡因

  C. 丁哌卡因   D. 丙泊酚

  E. 丁卡因

4. **不易**出现过敏反应的局麻药是

  A. 普鲁卡因   B. 丁卡因

  C. 布比卡因   D. 普鲁卡因

E. 利多卡因

5. 丁卡因常用作表面麻醉,主要是因为

A. 麻醉效力强   B. 黏膜的穿透力强

C. 作用持久   D. 毒性较强

E. 比较安全

6. 普鲁卡因一般**不用于**

A. 表面麻醉   B. 浸润麻醉

C. 脊椎麻醉   D. 传导麻醉

E. 硬膜外麻醉

7. 选用普鲁卡因局麻时,药液中加入少量肾上腺素的目的是

A. 防止术中出血,缩短作用时间

B. 促进局麻药吸收

C. 延长局麻药的作用时间,减少吸收中毒

D. 预防麻醉药过敏

E. 预防血压下降

8. 下列**不属于**全麻药的是

A. 氯胺酮   B. 丙泊酚

C. 丁卡因   D. 硫喷妥钠

E. 七氟烷

9. 下列全麻药中具有分离麻醉现象的是

A. 硫喷妥钠   B. 七氟烷

C. 麻醉乙醚   D. 氯胺酮

E. 丙泊酚

10. 局麻药普鲁卡因常加入少量肾上腺素,二者比例为

A. 1:100 000   B. 1:200 000

C. 1:300 000   D. 1:10 000

E. 1:20 000

A2 型题

11. 患者,男,45 岁。肩关节炎症疼痛剧烈采用局部封闭治疗,一般选择的药物治疗是

A. 普鲁卡因   B. 利多卡因

C. 丁卡因   D. 丁哌卡因

E. 罗哌卡因

12. 患者,女,36岁。眼部表浅异物待取,需要表面麻醉,常选择的药物是

    A. 普鲁卡因　　　　　　　　　B. 利多卡因

    C. 丁卡因　　　　　　　　　　D. 丁哌卡因

    E. 罗哌卡因

13. 患者,女,40岁,剖宫产脊椎麻醉,**不选择**利多卡因的原因是

    A. 起效迅速,局麻作用强而持久　B. 安全范围大

    C. 扩散性强,麻醉平面难控制　　D. 能穿透黏膜

    E. 毒性比普鲁卡因略强

A4 型题

14~15 题共用题干

患者,男,45岁。严重胆石症,择期行胆囊切除手术。

14. 麻醉前为减少呼吸道分泌物所致的吸入性肺炎,可选用的药物是

    A. 阿托品　　　　　　　　　　B. 麻黄碱

    C. 地西泮　　　　　　　　　　D. 丙泊酚

    E. 硫喷妥钠

15. 为消除患者紧张焦虑的情绪,可选用的药物是

    A. 阿托品　　　　　　　　　　B. 阿司匹林

    C. 山莨菪碱　　　　　　　　　D. 咖啡因

    E. 地西泮

16~20 题共用题干

患儿,男,11岁。扁桃体摘除手术,医生拟选用 1% 普鲁卡因溶液局麻。

16. 医生应用普鲁卡因局麻前首先应

    A. 询问过敏史,做皮肤过敏试验　B. 水溶液配制药品

    C. 安慰患者小手术,无须紧张　　D. 过敏可选丁卡因

    E. 提前配好局麻药

17. 为延长局麻药作用时间及减少吸收中毒,普鲁卡因药液中可加入

    A. 阿托品　　　　　　　　　　B. 肾上腺素

    C. 地西泮　　　　　　　　　　D. 麻黄碱

    E. 利多卡因

18. 注射局麻药后,患者很快出现烦躁不安、面色苍白,随即出现阵发性强烈惊厥,口唇发绀、血压下降。该患者出现的反应是

A. 过敏性休克   B. 普鲁卡因毒性反应

C. 普鲁卡因副作用   D. 普鲁卡因继发反应

E. 普鲁卡因后遗效应

19. 血压下降用于治疗的药物是

A. 麻黄碱   B. 阿托品

C. 地西泮   D. 氧疗

E. 利多卡因

20. 若抢救不及时，致死首发原因为

A. 惊厥   B. 血液下降

C. 休克   D. 呼吸麻痹

E. 心肌收缩力减弱

（二）判断题

1. 手指、足趾、耳郭、鼻尖和阴茎等部位用局麻药时禁加肾上腺素，防止引起局部组织缺血、坏死。（　　）

2. 浸润麻醉一般选丁卡因。（　　）

3. 脊椎麻醉时血压下降可用麻黄碱防治。（　　）

4. 丙泊酚是静脉全麻药。（　　）

5. 局麻药利多卡因可用于治疗心律失常。（　　）

（三）填空题

1. 脊椎麻醉时可用_____防止血压下降。

2. 局麻药通过抑制_____内流，阻止动作电位产生和神经冲动的传导，产生局麻作用。

3. _____常用于表面麻醉。

4. _____既是局麻药，又能治疗室性心律失常。

5. 常在局麻药中加入少量_____以延长局麻药的作用时间及减少吸收中毒。

（四）名词解释

1. 局麻药

2. 全麻药

（五）简答题

1. 简述全身麻醉药的分类和代表药物。

2. 简述局麻药常用给药方法及药物。

（一）选择题

1. B　2. E　3. B　4. E　5. B　6. A　7. C　8. C　9. D

10. B　11. A　12. C　13. C　14. C　15. E　16. A　17. A　18. B

19. A　20. D

（二）判断题

1. √　2. ×　3. √　4. √　5. √

（三）填空题

1. 麻黄碱

2. Na^+

3. 丁卡因

4. 利多卡因

5. 肾上腺素

（四）名词解释

1. 略。

2. 略。

（五）简答题

1. 略。

2.（1）表面麻醉:常用药物有穿透力较强的丁卡因。

（2）浸润麻醉:常选用毒性小的普鲁卡因、利多卡因。

（3）传导麻醉:常用药物有普鲁卡因、利多卡因。

（4）脊椎麻醉:常用普鲁卡因、利多卡因、丁卡因。因交感神经被麻醉,常引起血压降低,可注射麻黄碱预防。

（5）硬膜外麻醉:常用利多卡因、普鲁卡因、丁卡因。

（张　庆）

项目十四 │ 抗休克药、解毒药与用药护理

知识点	学习提示
机磷酸酯类中毒阿托品用药原则	及早、足量、反复给药直至"阿托品化"
阿托品化表现	瞳孔较前扩大，颜面潮红，口干，皮肤干燥，肺部湿啰音减少或消失，心率加快等
机磷酸酯类中毒解救应用氯解磷定机制	恢复胆碱酯酶活性，减轻 N 样症状，改善中枢症状

难点解析

本项目难点阿托品、氯解磷定的作用、用途及用药护理，阿托品与氯解磷定解毒作用比较如下：

药物名称	胆碱酯酶复活	作用及用途
阿托品	否	解除 M 样症状、改善中枢症状
氯解磷定	是	减轻 N 样症状、改善中枢症状

巩固提高

案例分析

患者，男，42 岁。喷洒对硫磷农药后出现视物模糊、大汗淋漓、呼吸困难、肌肉震颤等症状，来院就医，被诊断为有机磷农药中毒。

请问：

1. 该患者出现肌肉震颤症状的原因是什么？
2. 如何解救有机磷农药中毒的患者？

解析:

1. 有机磷农药是难逆性胆碱酯酶抑制药,可与胆碱酯酶牢固结合,形成磷酰化胆碱酯酶,使该酶丧失水解乙酰胆碱的能力,造成乙酰胆碱堆积,过度激动胆碱受体而出现一系列中毒症状,胆碱受体中 N_2 受体主要分布于骨骼肌,激动时引起骨骼肌收缩,过度激动引起肌肉震颤。

2. 有机磷中毒表现为 M 样症状、N 样症状及中枢症状等。阿托品和氯解磷定联合使用解救有机磷农药中毒。阿托品是 M 受体阻断剂,临床主要用于迅速解除有机磷酸酯类中毒的 M 样症状,消除部分中枢症状。用药原则为及早、足量、反复给药直至"阿托品化"。氯解磷定是胆碱酯酶复活药,临床主要用于恢复胆碱酯酶活性,减轻 N 样症状,改善中枢症状。用药时应尽早、足量、反复给药,因磷酰化的胆碱酯酶易"老化"。

综合练习

(一)选择题

A1 型题

1. 有机磷农药中毒时,瞳孔的变化是

   A. 瞳孔散大 　　　　　　　　　　B. 双瞳孔直径为 4mm

   C. 瞳孔不等大 　　　　　　　　　D. 瞳孔缩小

   E. 瞳孔正常

2. 有机磷农药中毒时,下列说法**错误**的是

   A. 阿托品解除 M 样症状 　　　　　B. 氯解磷定解除 M 样症状

   C. 氯解磷定减轻 N 样症状 　　　　D. 阿托品不能使胆碱酯酶复活

   E. 氯解磷定能使胆碱酯酶复活

3. 有机磷农药中毒治疗,**未达到**阿托品化的是

   A. 瞳孔较前扩大 　　　　　　　　B. 心率减慢

   C. 口干 　　　　　　　　　　　　D. 颜面潮红

   E. 肺部啰音减少或消失

4. 有机磷农药中毒时体内大量堆积的物质是

   A. 乙酰胆碱 　　　　　　　　　　B. 肾上腺素

   C. 去甲肾上腺素 　　　　　　　　D. 多巴胺

E. 胆碱

5. 有机磷农药中毒时,解除 M 样症状选择的药物是

    A. 阿托品   B. 氯解磷定

    C. 肾上腺素   D. 多巴胺

    E. 去甲肾上腺素

6. 有机磷农药中毒时,解除 N_2 样症状选择的药物是

    A. 阿托品   B. 氯解磷定

    C. 肾上腺素   D. 多巴胺

    E. 去甲肾上腺素

7. 休克时**不能**选择的药物是

    A. 肾上腺素   B. 多巴胺

    C. 阿托品   D. 糖皮质激素

    E. 氯解磷定

8. 抗休克治疗时,下列对改善肾缺血有利的药物是

    A. 去甲肾上腺素   B. 肾上腺素

    C. 小剂量多巴胺   D. 大剂量多巴胺

    E. 强心苷

9. 当有机磷农药中毒时,下列说法**错误**的是

    A. 阿托品用药原则为及早、足量、反复给药直至"阿托品化"

    B. 氯解磷定的解毒机制是使被抑制的乙酰胆碱酯酶复活

    C. 中毒机制是乙酰胆碱堆积

    D. 阿托品复活胆碱酯酶

    E. 氯解磷定复活胆碱酯酶

10. 下列**不属于**有机磷农药中毒 M 样症状的是

    A. 呕吐物有大蒜味   B. 大小便失禁

    C. 瞳孔小如针尖   D. 心动过缓

    E. 骨骼肌震颤

11. 下列属于有机磷农药中毒 N 样症状的是

    A. 呕吐物有大蒜味   B. 大小便失禁

    C. 瞳孔小如针尖   D. 心动过缓

    E. 骨骼肌震颤

A4型题

12~15题共用题干

患者,女,22岁。因误服大量乐果,出现针尖样瞳孔,大小便失禁,肌肉颤动等,被诊断为有机磷中毒。

12. 有机磷中毒机制是

    A. 胆碱酯酶失活   B. 乙酰胆碱失活

    C. 胆碱过多   D. 酸中毒

    E. 迷走神经抑制

13. 医生迅速抢救有机磷农药中毒,选择的药物是

    A. 阿托品   B. 氯解磷定

    C. 阿托品 + 氯解磷定   D. 强心苷

    E. 肾上腺素

14. 下列药物中毒可使中毒患者乙酰胆碱酯酶复活的是

    A. 阿托品   B. 氯解磷定

    C. 强心苷   D. 多巴胺

    E. 肾上腺素

15. 关于解毒药物的说法,**错误**的是

    A. 阿托品用药原则为及早、足量、反复给药直至"阿托品化"

    B. "阿托品化"表现为瞳孔扩大、颜面潮红、口干、皮肤干燥、肺部湿啰音减少等

    C. 阿托品解除 M 样症状

    D. 氯解磷定减轻 N 样症状

    E. 阿托品复活胆碱酯酶

16~18题共用题干

患者,女,38岁。误服"对硫磷"后,被家属送来急诊,大夫迅速进行有机磷中毒解救。

16. 中毒引起的 M 样症状**不表现**为

    A. 肌束颤动   B. 瞳孔缩小

    C. 恶心呕吐   D. 大汗淋漓

    E. 大小便失禁

17. 下列关于中毒机制的说法,正确的是

    A. 增加了胆碱酯酶的活性   B. 抑制了胆碱酯酶的活性

C. 直接激动了 M 受体   D. 直接激动了 N 受体

E. 抑制了呼吸中枢

18. 下列关于中毒解救,**错误**的是

A. 洗胃   B. M 样症状用阿托品解救

C. "阿托品化"   D. 氯解磷定复活胆碱酯酶

E. 氯解磷定解救肌震颤

19 ~ 20 题共用题干

患者,女,33 岁。喷洒敌敌畏农药后,出现呼吸困难、流涎、腹痛、腹泻、步态蹒跚、意识模糊、大汗淋漓等症状,来院就医,被诊断为有机磷农药中毒。

19. 中毒引起的 N 样症状表现为

A. 骨骼肌震颤   B. 针尖样瞳孔

C. 恶心呕吐   D. 大汗淋漓

E. 大小便失禁

20. 下列关于中毒解救,正确的是

A. 用 1 : 5 000 的高锰酸钾溶液洗胃

B. 阿托品用药原则为及早、适量、反复给药

C. "阿托品化"

D. 阿托品复活胆碱酯酶

E. 阿托品解救肌震颤

(二)判断题

1. 有机磷农药的中毒机制是胆碱酯酶失活。(　　　)

2. 有机磷酸酯类中毒阿托品用药原则为及早、足量、反复给药直至"阿托品化"。

(　　　)

3. 有机磷酸酯类中毒引起的 N 样症状用阿托品治疗。(　　　)

4. 有机磷农药中毒造成乙酰胆碱堆积。(　　　)

5. 氯解磷定复活胆碱酯酶。(　　　)

(三)填空题

1. 有机磷酸酯类中毒阿托品用药原则为及早、足量、反复给药直至＿＿＿＿＿＿。

2. 有机磷农药中毒表现为＿＿＿＿＿＿和 N 样症状。

3. 有机磷农药中毒时用＿＿＿＿＿＿复活胆碱酯酶。

4. 有机磷农药中毒时用＿＿＿＿＿＿解救 M 样症状。

5. 有机磷农药中毒时用＿＿＿＿＿＿解救 N 样症状。

（四）名词解释

1. 阿托品化

2. M样症状

（五）简答题

1. 简述有机磷农药的中毒机制及解毒药。

2. 简述阿托品的作用与用途及不良反应。

参考答案

（一）选择题

1. D 2. B 3. B 4. A 5. A 6. B 7. E 8. C 9. D

10. E 11. E 12. A 13. C 14. B 15. E 16. A 17. B 18. E

19. A 20. C

（二）判断题

1. √ 2. √ 3. × 4. √ 5. √

（三）填空题

1. 阿托品化

2. M样症状

3. 氯解磷定

4. 阿托品

5. 氯解磷定

（四）名词解释

1. 略。

2. 略。

（五）简答题

1. 略。

2. 略。

（张 庆）

项目十五 | 五官科、皮肤科药物与用药护理

知识要点

知识点	学习提示
青光眼治疗药物的首选药	毛果芸香碱
噻吗洛尔治疗青光眼作用机制	抑制房水产生
青光眼主要不良反应	视物模糊、眼痛或头痛，全身吸收后引起 M 样中毒症状如流涎、多汗、支气管痉挛、腹痛及腹泻等
常用治疗口腔黏膜病的药物	溶菌酶含片、地塞米松黏附片、曲安奈德口腔凝胶等

难点解析

五官科常用药物用途重点难点表格归纳如下：

分类	疾病	药物	作用与用途
眼科的常用药物	青光眼	毛果芸香碱（M 胆碱受体激动剂） 甘露醇（脱水药） 噻吗洛尔（β 受体阻断剂） 乙酰唑胺（碳酸酐酶抑制剂）	首选药物 减轻组织水肿，降眼压、抑制房水产生 减少房水生成
	眼部感染	左氧氟沙星 环丙沙星 妥布霉素 氯霉素 红霉素	细菌性结膜炎等外眼感染 敏感菌引起的外眼部感染 外眼及附属器的局部感染 敏感菌所致的结膜炎等 沙眼等及眼外部感染
	白内障	谷胱甘肽、牛磺酸、L- 半胱氨酸、吡诺克辛、维生素 C、维生素 E	

分类	疾病	药物	作用与用途
口腔科的常用药物	牙体牙髓病、牙周病	氟化钠、樟脑酚溶液、碘甘油、甲硝唑凝胶、氯己定溶液、牙周塞治剂	
	口腔黏膜病	溶菌酶含片、西地碘含片、地塞米松黏附片、曲安奈德口腔凝胶、复方四环素膜、克霉唑药膜	
耳鼻咽喉科的常用药物	耳科	氧氟沙星滴耳液、酚甘油滴耳液、碳酸氢钠滴耳液	
	鼻科	呋喃西林麻黄碱溶液、色甘酸钠滴鼻液、复方薄荷樟脑滴鼻剂	
	咽喉科	复方硼砂溶液、度米芬含片、冰硼散	

巩固提高

案例分析

患者,女,45岁。因情绪剧烈激动突发头痛,呕吐,眼部剧痛,视力迅速下降,经检查瞳孔散大、对光反射消失、眼压明显升高,确诊为青光眼。

请问:

1. 该患者可选用的药物治疗是什么? 应首选的药物治疗是什么?

2. 护士应如何进行用药护理指导?

解析:

1. 青光眼治疗可选择M胆碱受体激动剂毛果芸香碱、脱水药甘露醇、β受体阻断剂噻吗洛尔和碳酸酐酶抑制剂乙酰唑胺。首选毛果芸香碱。

2. 毛果芸香碱不良反应有视物模糊、眼痛或头痛,全身吸收后引起M样中毒症状如流涎、多汗、支气管痉挛、腹痛及腹泻等。甘露醇不良反应主要为水和电解质紊乱、头晕、视物模糊。禁用于心功能不全及活动性颅内出血者。噻吗洛尔不良反应有心率减慢、心律失常、血压下降,诱发或加重支气管哮喘等。乙酰唑胺不良反应有过敏反应、唇面部及手指、脚趾麻木,消化道刺激症状等,长期使用引起尿路结石、肾绞痛等。护士与患者沟通,说明可能出现的不良反应,对没有治疗信心的患者进行心理疏导。

（一）选择题

A1 型题

1. 治疗青光眼的首选药物是
    A. 毛果芸香碱
    B. 甘露醇
    C. 噻吗洛尔
    D. 乙酰唑胺
    E. 谷胱甘肽

2. 下列药物中**不能**治疗青光眼的是
    A. 毛果芸香碱
    B. 甘露醇
    C. 噻吗洛尔
    D. 乙酰唑胺
    E. 谷胱甘肽

3. 下列关于毛果芸香碱治疗青光眼的说法，**错误**的是
    A. 局部滴眼用药，作用迅速
    B. 发挥降低眼压的作用
    C. 治疗青光眼的首选药物
    D. 对闭角型青光眼的疗效好
    E. 对开角型青光眼的疗效更优

4. 下列关于甘露醇治疗青光眼的说法，**错误**的是
    A. 常口服，方法便捷
    B. 减轻组织水肿，降低眼压
    C. 静脉滴注后，提高血浆渗透压
    D. 减轻组织水肿，降低颅内压
    E. 可作为青光眼手术前准备

5. 下列关于青光眼药物的说法，**错误**的是
    A. 毛果芸香碱属于 M 胆碱受体激动剂
    B. 甘露醇抑制房水产生
    C. 噻吗洛尔抑制房水产生
    D. 乙酰唑胺减少房水生成
    E. 甘露醇属于脱水药

6. 下列关于眼科用药的说法，**错误**的是
    A. 毛果芸香碱治疗青光眼首选
    B. 谷胱甘肽治疗白内障
    C. 环丙沙星治疗白内障
    D. 红霉素治疗眼部感染
    E. 甘露醇可治疗青光眼

7. 下列药物中,具有抗菌、镇痛,能用于消毒窝洞及感染较轻根管治疗的药物是

    A. 氟化钠　　　　　　　　　　　　B. 甲硝唑凝胶

    C. 碘甘油　　　　　　　　　　　　D. 樟脑酚溶液

    E. 氯己定溶液

8. 用于早期白内障的治疗,可使正常白内障晶状体趋于透明的药物是

    A. 乙酰唑胺　　　　　　　　　　　B. 谷胱甘肽

    C. 牛磺酸　　　　　　　　　　　　D. L-半胱氨酸

    E. 吡诺克辛

9. 白内障的治疗药物中,属于抗氧化剂的是

    A. 乙酰唑胺　　　　　　　　　　　B. 谷胱甘肽

    C. 牛磺酸　　　　　　　　　　　　D. L-半胱氨酸

    E. 吡诺克辛

10. 治疗变态反应性鼻炎的药物是

    A. 色甘酸钠滴鼻液　　　　　　　　B. 呋喃西林麻黄碱溶液

    C. 复方薄荷樟脑滴鼻液　　　　　　D. 樟脑酚溶液

    E. 复方硼砂溶液

11. 下列**不属于**皮肤科常用外用药物的是

    A. 过氧化苯甲酰凝胶　　　　　　　B. 维A酸霜剂

    C. 阿达帕林凝胶　　　　　　　　　D. 卡泊三醇

    E. 樟脑酚溶液

12. 能用于治疗化脓性中耳炎的药物是

    A. 樟脑酚溶液　　　　　　　　　　B. 氧氟沙星滴耳液

    C. 碳酸氢钠滴耳液　　　　　　　　D. 冰硼散

    E. 复方硼砂溶液

13. 下列药物**不能**用于治疗口腔黏膜病的是

    A. 溶菌酶含片　　　　　　　　　　B. 西地碘含片

    C. 地塞米松黏附片　　　　　　　　D. 曲安奈德口腔凝胶

    E. 樟脑酚溶液

14. 下列药物中可用于治疗银屑病的是

    A. 过氧化苯甲酰凝胶　　　　　　　B. 维A酸霜剂

    C. 阿达帕林凝胶　　　　　　　　　D. 卡泊三醇

E. 肝素钠

15. 患者,女,72 岁,老年性白内障。可选用的药物治疗是

    A. 左氧氟沙星   B. 毛果芸香碱

    C. 牛磺酸   D. 甘露醇

    E. 红霉素

16. 患者,男,26 岁。口腔溃疡影响进食,医生建议服用治疗口腔黏膜病药,以下**不属于**治疗口腔黏膜病的药物是

    A. 曲安奈德口腔凝胶   B. 西地碘含片

    C. 地塞米松黏附片   D. 溶菌酶含片

    E. 复方薄荷樟脑滴鼻剂

17. 患儿,男,15 岁。面部 T 字区粉刺、脓疱众多,并伴皮脂溢出,被诊断为痤疮。可选用的药物治疗是

    A. 卡泊三醇   B. 维 A 酸霜剂

    C. 肝素钠   D. 阿达帕林凝胶

    E. 红霉素软膏

18~20 题共用题干

患者,女,45 岁。因情绪剧烈激动突发头痛,呕吐,眼部剧痛,视力迅速下降,经检查瞳孔散大、对光反射消失、眼压明显升高,确诊为青光眼。

18. 应首选的药物治疗是

    A. 毛果芸香碱   B. 乙酰唑胺

    C. 牛磺酸   D. L-半胱氨酸

    E. 妥布霉素

19. 下列药物中**不能**用于治疗青光眼的是

    A. 毛果芸香碱   B. 乙酰唑胺

    C. 牛磺酸   D. 噻吗洛尔

    E. 甘露醇

20. 下列关于治疗青光眼的药物的说法,正确的是

    A. 毛果芸香碱抑制房水产生

    B. 乙酰唑胺是 M 胆碱受体激动剂

    C. 甘露醇是脱水药

D. 噻吗洛尔是碳酸酐酶抑制剂

E. 甘露醇是首选药物

（二）判断题

1. 牛磺酸结构中含有巯基，能抑制巯基含量下降，维持巯基的抗氧化水平进而抑制白内障的发展。（　　）

2. 毛果芸香碱是β受体阻断剂，抑制房水产生治疗青光眼。（　　）

3. 谷胱甘肽滴眼液常用于早期白内障的治疗。（　　）

4. 冰硼散是鼻科代表性药物。（　　）

5. 过氧化苯甲酰凝胶可治疗痤疮。（　　）

（三）填空题

1. _____是治疗青光眼的首选药物。

2. _____常用于早期白内障的治疗。

3. _____适用于鹅口疮、口角炎、口腔真菌病等治疗。

4. _____可抑制变态反应性物质的释放，用于变态反应性鼻炎。

5. _____加速表皮细胞更替，减少粉刺形成，促进角质溶解，还能抑制皮脂腺分泌。

（四）简答题

1. 简单比较治疗青光眼常用药物。

2. 列举眼科常用药物。

参考答案

（一）选择题

1. A　　2. E　　3. E　　4. A　　5. E　　6. C　　7. D　　8. B　　9. C

10. A　　11. E　　12. B　　13. E　　14. D　　15. C　　16. E　　17. B　　18. A

19. C　　20. C

（二）判断题

1. ×　　2. ×　　3. √　　4. ×　　5. √

（三）填空题

1. 毛果芸香碱

2. 谷胱甘肽滴眼液

3. 克霉唑药膜

4. 色甘酸钠滴鼻液

5. 维A酸霜剂

（四）简答题

1. 略。

2. 略。

（张　庆）